癌症的預防與健康管理

CANCER

選擇食物與正確飲食

- ☑ 吃的正確有效預防癌症
- ☑ 癌症飲食基本原則須知
- ☑ 食物中常見的抗癌營養
- ☑ 如何有效食用抗癌食物

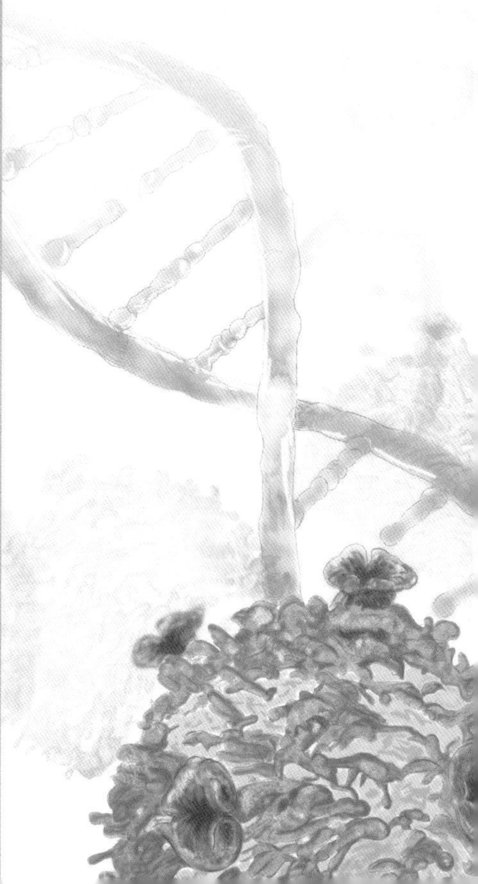

◎醫學菁英社／編著

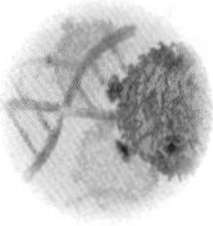

編輯室報告

提供健康知識，讓您做好健康管理。

首先你要先知道癌症從啟動到正式形成癌細胞，需要的時間可能長達數十年之久，期間有許多機會阻斷癌細胞的成長，如此情況下來其實罹患癌症是多麼不容易的一件事。

本書提供您認識癌症、有效預防、飲食原則三大重點，循序漸進的剖析癌症問題，讓您更加了解防癌、抗癌的關鍵。

相信您一定想要做好預防勝於治療，良好的健康管理就是身體護理的唯一準則，秉持著專業、歸納解答、範例剖析、飲食建議等等，讓您有效預防及增強自我健康管理，針對正確觀念、預防調養、積極態度三大觀點來讓本書更加易懂實用，讓我們一同來認識癌症的預防與健康管理吧。

三不五時，防癌要及時

癌症從啟動到真正形成癌細胞，需要的時間可能長達數十年，期間有許多機會阻斷癌細胞的成長，所以理論上罹患癌症是多麼不容易的一件事。

近年來常聽到國高中學生和上班族罹患癌症的新聞，顯示許多人的飲食有相當大的偏差，不然為何這些人年紀如此輕，就已罹患癌症。

試想您自己和周邊的親友，是否常吃燒烤食物、香腸，甚而炸雞排、鹹酥雞常不離手，但是每日蔬果攝取量卻從未達到建議量，如此的飲食偏差，真的很需要國人加以省思！

從事營養教育多年，一直強調防癌、抗癌三關鍵——就是「吃的食物要對」、「吃的時間要對」、「吃的方式要對」。本書將以此觀點出發，讓想要預防癌症的

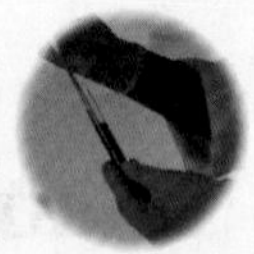

人能夠找到精準的方式，盡早做好防癌的準備，而已經罹患癌症的人也能夠透過本書的指引，有效補充營養，迅速恢復體力，掌握恢復健康的契機！

長庚技術學院營養學講師

蕭千祐

一個癌症患者的真實告白

張太太今年剛邁過四十歲大關，但卻一刻也不得閒，身為職業婦女，她每天需要早早起床，去公司扮演好主管的角色，好不容易下班回家後，還要幫先生及孩子打點大大小小的事，往往都要忙到深夜才能睡。

雖然疲憊，但強烈的責任感卻逼得她不得不打起精神面對每一天，本來日子也就這麼一天天過去，沒想到就在她過完生日的兩個月後，在洗澡時摸到了右邊乳房有一個不會痛的硬塊，她湧上一股不好的預感，但卻直覺的想要逃避，還好過了兩天後，先生也發現了這個問題，立刻要求她去看醫生，並給她精神上的支持，最後在醫院的檢查下，果然確定為第二期的乳癌。

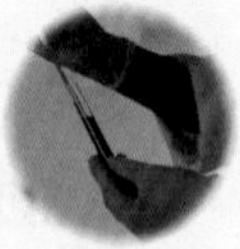

治療的過程是辛苦的，除了開刀、化療、放療帶來身體上的痛苦，心理上的壓力也逼得她喘不過氣，一度想要放棄治療，但一個小小的蘋果，卻讓張太太完全轉變了念頭。

這個蘋果長得其貌不揚，不過不是蘋果本身醜，而是削的人技術太差，這個技術不良的人，就是她幾乎從沒進過廚房的兒子，看著兒子在病床旁邊如臨大敵的幫她削蘋果，她突然笑了起來，沒錯，得到癌症是很苦，但是如果不得這個病，自己大概一輩子都不會這麼親近自己的家人，然後她想起每一個幫助過她的人，突然覺得，這個病幫她上了名為感恩與愛的一課。

心態轉變後，一切的治療也變得不那麼難熬了，終於，張太太度過了生命中的重大考驗，從此之後，她學會更愛自己與身邊的人，直到現在依然充滿活力。

Contents

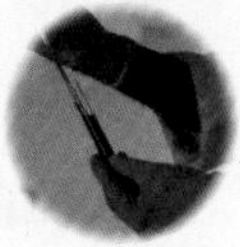

2
CHAPTER

CONTENTS 目錄

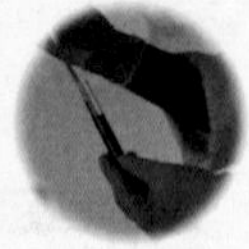

5 CHAPTER

癌症常見101個關鍵問題 075

CONTENTS 目　錄

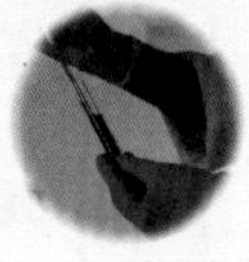

癌症

對抗癌症・首重飲食

CONTENTS 目錄

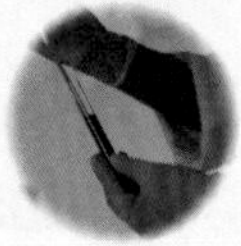

CONTENTS 目　錄

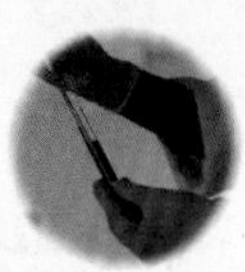

◆癌症時期的營養補充　164

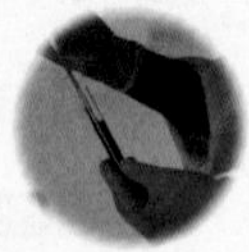

CONTENTS 目　錄

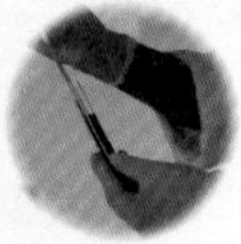

APPENDIX

附錄

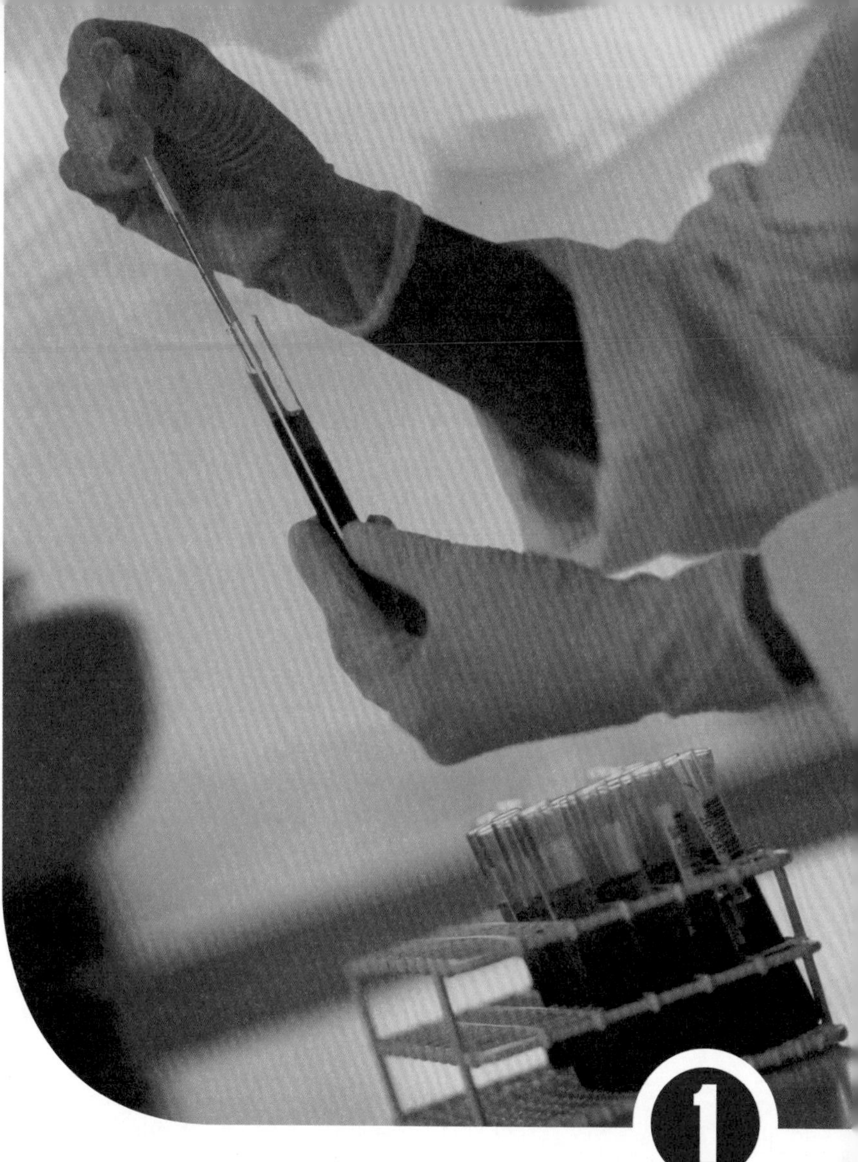

1

CHAPTER

癌症介紹

◆台灣人每四人就有一人罹患癌症

根據衛生署逐年來有關癌症的統計資料顯示，一九六四年癌症即躍居台灣地區十大死亡原因的第二位，而一九八二年至今則一直高居第一位。周遭或多或少都會聽到親友罹患癌症的訊息，因而都有過如此不愉快的經驗，雖然依目前的醫學水準，癌症病患如果早期發現，治癒的機率很高，不過癌症治療過程，面對掉髮、身體虛弱的痛苦經歷，都讓人談癌色變。

台灣每年有兩萬多人死於癌症，占總死亡人口的六分之一，並且有持續上升發展的趨勢。目前每四個人中，會有一個人發生癌症；而每五個人中，也會有一人因癌症死亡。美國防癌協會調查顯示，美國男性，每兩人就有一人會罹患癌症；而女性則每三人就有一人會得到癌症。

◆台灣與歐美國家癌症的差異

台灣與其他國家相比，有幾種癌症的發生率和趨勢不同。台灣肺癌發生率居高不下，不過美國肺癌的下降率卻相當快。台灣女性肺癌常位居首位，而肺癌與吸菸有關，但是國內女性吸菸人數較少，因此推測可能跟廚房油煙、二手菸有關。

與飲食習慣相關的食道癌、口腔癌與結腸、直腸癌，許多國家都有下降的趨勢，而台灣卻逆勢成長，值得大家注意。台灣男性食道癌、口腔癌、攝護腺癌上升速率相當快，由於酒精、檳榔與香菸是口腔癌的主要危險因子，因此如果沒有戒除這些不良習慣，口腔癌罹患率短時間內無法下降，而攝護腺癌與人口老化有關，因此攝護腺癌罹患率增加是必然的趨勢。

◆面對癌症應有的心態

許多癌症發現時都已經到了末期，因此許多人總以為治癒率不高，因此有可能放棄正規的治療，而轉向另類療法，甚至有人認為無藥可醫。由於許多錯誤的觀念錯失了原本可以提早治療的機會，因而使癌症壯大或轉移。

事實上經過正統的治療，充分的補充營養，還是有相當大的復元機會。治療過程中必須經過手術、藥物和放射線等，所以很容易影響味覺和消化系統，而使營養素吸收不足，所以必須持續供應充足的營養素，才能讓病患有足夠的體力，向癌症宣戰，而此時病患心理狀態必然相當無助，因此周遭的親友應給予鼓勵，讓病患度過此一低潮的時段。

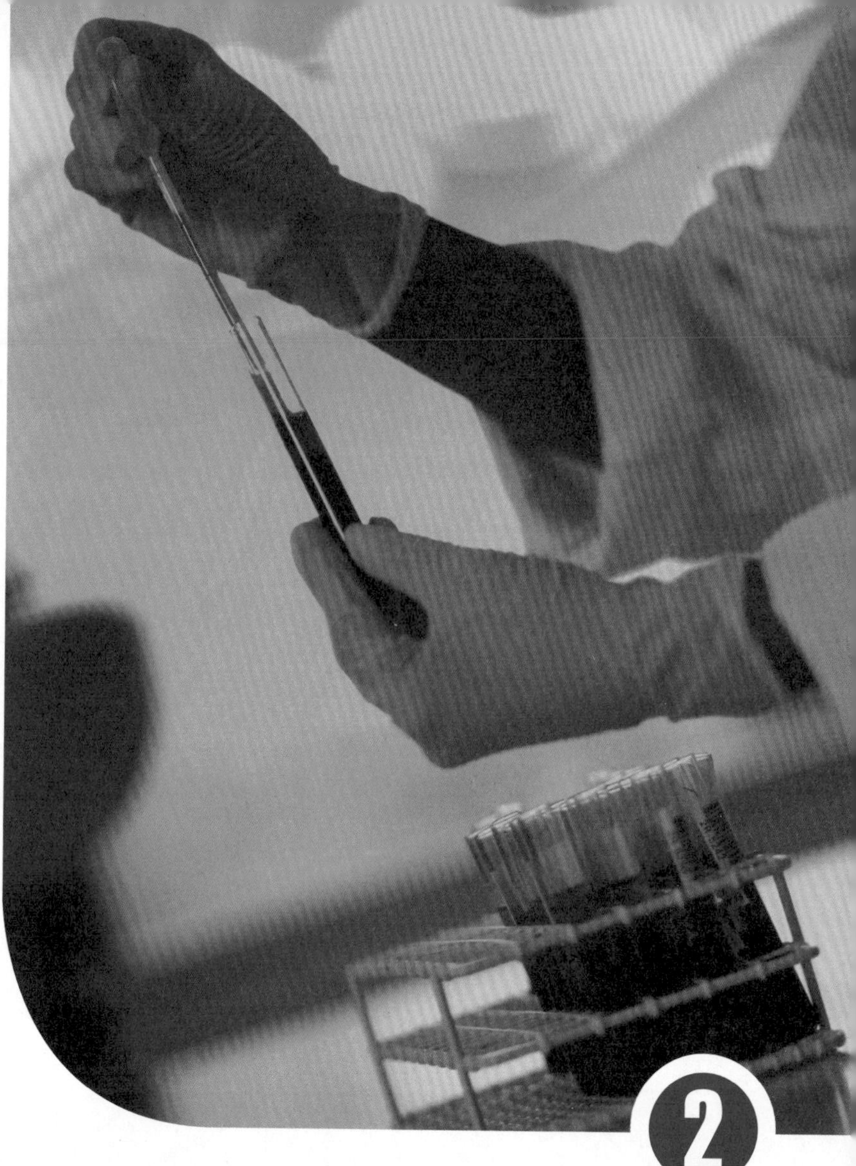

2

CHAPTER

認識癌症

◆癌症的原字是「螃蟹」

「癌」字的英文「CANCER」，原字本來的意義是指「螃蟹橫行」，即是不遵循一定的軌跡，不沿一定的路徑向前行進的意思。簡單的說，癌症就是一種不守規矩的細胞。

身體中細胞生長會遵循一定的法則，當某一個細胞越出這個生長法則的範圍時，就會造成細胞的突變，而這樣的細胞與正常細胞不同，會開始破壞正常的細胞，並且體積愈來愈大，就成了一堆對身體有害的細胞，這便是所謂的「癌細胞」。

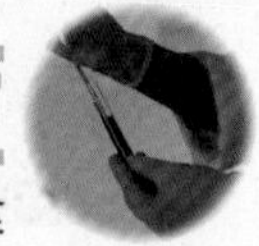

◆癌症為何會上身

癌症的起因相當複雜，而從致癌因素的入侵，到癌細胞危害人體的過程，中間經歷的時間相當漫長，加上早期不易發現，因此要預防癌症，就要了解初期的一些徵候，並提高警覺，如此才能早日發現，提早治療。

癌症的成因

癌症又稱為惡性腫瘤，發生的原因主要是人體受內在或外在因素的影響，造成基因突變，因而使細胞異常增殖。癌細胞在體內潛伏期很長，隨著時間的延長，癌細胞會慢慢增生和侵犯其他正常細胞，與正常細胞搶奪營養，而使正常細胞漸漸失去功能，因而造成死亡。

癌症形成三部曲

■**首部曲：**此期為初始期，正常細胞的ＤＮＡ受到致癌物或致癌因子的刺激而產生變化。基本上體內的修復系統會修補受損的細胞，但是隨著年紀的增長或免疫力下降，會使修復能力大為減弱，因而使細胞受到永久的傷害。

■**二部曲：**此期為促進期，在致癌物長期持續的刺激下或細胞已開始突變，若癌細胞透過血管得到大量的養分和氧氣，就會使癌細胞大量增生，形成所謂的腫瘤。

■**三部曲：**此期為發展期，癌細胞有專屬的血液供應，於是快速的分裂，並不斷增生，最後甚而侵犯其他的鄰近器官或轉移至遠處組織。

◆癌症的初期徵候

雖然有些癌症的初期徵候並不明顯，不過如能隨時注意身體上的一些變化，仍然能夠早期發現。根據「美國癌症學會」所提的癌症初期徵候：

1. 不明的出血和異常分泌物的增加。
2. 乳房或其他地方觸摸到不明腫塊。
3. 皮膚和口腔潰瘍長期不易癒合。
4. 每日大小便習慣改變。
5. 久咳和聲音變質。
6. 消化不良和吞嚥困難。
7. 皮膚長疣或痣產生變化。

◆癌症和遺傳、環境的關係

到底哪些因素會造成癌症，一直是醫學界努力的方向，遺傳、環境、飲食等都是因子。遺傳和每種癌症的相關性各有不同，也一直曖昧不明，因此需要一段時間，才能真正找到有力的證據。環境及飲食就比較能找出與癌症的相關性，因此避免環境及飲食中的致癌因子，應是抗癌的重要課題。

癌症與遺傳的相關性

很多人認為癌症與遺傳有密切關係，因此把很多癌症的發生歸咎於遺傳，事實上大部分癌症與遺傳關係度並不是很高。

根據瑞典研究學者超過四十年的時間，以一百一十萬癌症病患與同等數量未罹患癌症的病患做家族病史（包括父母、兄弟姊妹與子女在內的一等親）調查的研究

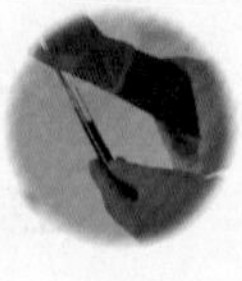

顯示，絕大部分的一等親的家族病史中，遺傳大約僅占百分之十五，換句話說，有百分之八十五的癌症病患與一等親的家族病史無關。

根據以上的結果顯示，家族中即使有親人罹患癌症，並不需要過度擔心自己也會罹患癌症，因為得到癌症的可能性只比沒有此類家族病史的人稍微高些，所以只要提高警覺，提早預防，必能降低癌症的發生率。同樣地家族中沒有人患過癌症，也並不表示自己就不會罹患癌症，因此仍然要定時做健康檢查。

癌症與環境的相關性

1. 過度曝曬：長期暴露於陽光下，容易引發皮膚癌。
2. 輻射照射：從事輻射工作的人或長期接受輻射線的人。
3. 化學物質：經常接觸化學物質或其他工業原料，例如：石綿、砷、鎘等。
4. 電磁波：居住、工作在電磁波較高的環境，或長期不當使用電磁波較高的電器。

5. **吸菸**：長期吸菸或處於二手菸的環境。

6. **油煙**：烹調所產生的油煙含有多種致癌物，被認為可能是導致肺癌的成因之一。

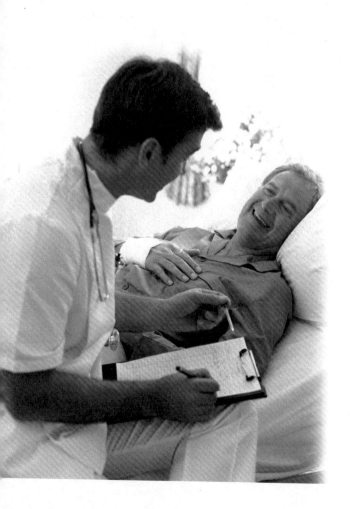

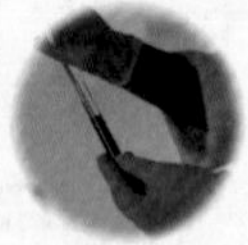

◆食物中的致癌物

根據許多研究發現，飲食與癌症的相關性有百分之三十以上，平時如能多攝取一些防癌食物，罹患癌症的機率就能減少許多。蔬果中有許多植物性化合物，抗癌的效果非常好，只可惜現代人大都蔬果吃得太少，而肉類、油脂攝取過多，甚而吃了許多致癌物也不自知，於是埋下了許多不定時炸彈，如果能早日改變飲食習慣，就不怕癌症到來。

食物中有許多致癌物，大致可分為三大類：❶黴菌的感染：黃麴毒素；❷烹調不當：炭烤、煙燻物；❸食品添加物：亞硝酸鹽、防腐劑、安定劑等，以下就幾種致癌物做詳細的說明。

黴菌的感染

發霉的花生、玉米等許多穀類中含有黃麴毒素，而黃麴毒素為一種致癌物，目前認為可能與肝癌有關。黴菌易在潮熱的環境產生，且對熱穩定，高溫下也不易被破壞。

烹調不當

肉類經由木炭燒烤時，當肉類油脂滴於木炭上，會使木炭產生燻煙而附著於肉類，燻煙內所含的多環芳香化合物是一種致癌物質，另外肉類本身所含的蛋白質，也會因燒烤而形成強的致突變物質。

食品添加物

1. **保色劑**：主要以硝酸鹽、亞硝酸鹽為主，硝酸鹽、亞硝酸鹽能抑制肉毒桿菌，並且使肉類呈現鮮紅的顏色和特殊的風味，不過亞硝酸鹽在腸胃道中很容易和胺類化合物（如肉、魚、蛋等）形成亞硝胺，而亞硝胺是非常強的致癌物。

2. **保存劑**：許多加工食物為了著色、風味或延長儲藏時間而添加色素，如防腐劑（苯甲酸、安息香酸鈉）、抗氧化劑（如BHT、BHA）、防黴劑（如TBZ）等。這些物質進入人體內會增加肝臟的代謝負擔，且當肝臟代謝能力降低時，容易使這些添加物成為致癌物。

3. **人工甘味劑**：人工甘味劑又稱之為代糖，由於甜味高、熱量低，因此常被使用來代替一般的糖類，有阿斯巴甜、糖精、木糖醇、甘露醇等。阿斯巴甜在研究中並未發現有致癌性，臨床上亦發現使用者沒有不良效果，不過苯丙酮尿症患者（PKU）則不宜食用；糖精在過去一直被認為有致癌性，不過美國食品藥物管理局（FDA）已在二〇〇〇年將糖精從致癌名單中去除，所以暫時可解除對糖精的致癌疑慮。

◆各種癌症的危險因子

肝癌

國人肝癌發生率一直很高，尤其常位居男性癌症死亡率的首位。罹患肝癌的患者常是B型肝炎帶原者，另外食物中的黃麴毒素、燒烤物也易造成肝癌，若是本身為B型肝炎帶原者，常接觸這些危險因子，會使罹患肝癌機率更為增加。

✦造成肝癌的危險因子

1. B型肝炎帶原者和肝硬化。
2. 黃麴毒素。
3. 酒精。
4. 亂服藥物。

肺癌

近年來肺癌常居國內女性死亡率最高的癌症，而男性也常排行在癌症死亡率的第二位。根據許多流行病學的研究，抽菸和吸二手菸仍是導致肺癌的主要原因，不過國內女性抽菸率不高，因此普遍傾向懷疑是廚房油煙所致。香菸當中大約有二十種致癌物，經由實驗已被證實可對動物和成人造成肺部腫瘤，因而導致肺癌，而廚房的油煙也被證實含有許多致癌物。

✦造成肺癌的危險因子

1. 吸菸或吸二手菸。
2. 長期接觸石綿或鉻。
3. 廚房油煙。

乳癌

目前乳癌發生率為女性好發癌症的第二位，而死亡率則於一九九六年首度超越子宮頸癌。隨著生活型態和飲食習慣的日漸西化，台灣的乳癌罹患率愈來愈高，且年齡層也有下降的趨勢。大多數的乳癌多以無痛性的乳房腫塊表現，因此往往早期不容易發現，而延誤就診機會。

✦造成乳癌的危險因子

1. 未懷孕或第一次懷孕超過三十五歲。
2. 沒有餵哺母乳。
3. 初經較早或停經較晚。
4. 油脂、酒精攝取過多。
5. 缺乏運動。
6. 腹部肥胖的更年期婦女。

7. 服用口服避孕藥或雌激素補充劑。
8. 家族中姊妹曾罹患乳癌者。

食道癌

食道癌在世界各國間發生率差異相當大，與種族、飲食習慣、菸酒攝取量等有關，男性的罹患率約是女性的三至四倍，且多見於有色人種，在美國非裔黑人的發生率較白種人高出很多。菸酒攝取量過多或吃過熱的食物也易造成食道癌，因為過熱的食物和烈酒會傷害食道黏膜，過去發現嗜喝熱茶的日本人有較高的罹患率。

✦造成食道癌的危險因子

1. 過熱的食物。
2. 烈酒。
3. 吸菸。

4. 醃漬食物。

口腔癌

從一九九四年起，口腔癌已取代鼻咽癌成為台灣地區最常見的頭頸癌症，每三名頭頸癌患者中，就有一人是口腔癌，好發部位以舌及頰黏膜最常發生。口腔癌和吸菸、喝酒、嚼檳榔有關，而國內許多男性有嚼食檳榔的習慣，因此發生率比歐美國家高，若僅就男性十大癌症死亡率統計，一九九一年位於第七名，到了一九九五年則已攀升為第五名，增加的速度極為快速。

✦造成口腔癌的危險因子

1. 檳榔。
2. 吸菸。
3. 酗酒。

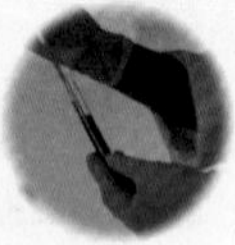

4. 口腔衛生不佳。

胃癌

胃癌罹患率跟食鹽和醃製品的攝取量有關，而許多加工製品中的硝酸鹽和亞硝酸鹽也被視為導致胃癌的因素之一，另外本身有萎縮性胃炎、胃潰瘍或曾接受胃切除手術等患者，也會使罹患胃癌的機率大為增加。

✦造成胃癌的危險因子

1. 高鹽分的食物。
2. 煙燻食物。
3. 含亞硝酸鹽的加工食品。
4. 吸菸。

大腸癌

由於目前飲食逐漸西化，所以普遍攝取太多的油脂和肉類，加上食物普遍過度加工而太過精緻，使纖維素的攝取量大幅下降。吃太多的油脂和膽固醇會使消化道的膽酸增加，而腸道的細菌會利用膽酸形成致癌物，另外飲食中若攝取太少纖維素，則增加糞便停留腸道的時間，造成有害菌大量增生，也會使大腸癌的罹患率增加。

✦造成大腸癌的危險因子

1. 高脂肪的食物。
2. 熱量攝取過多。
3. 纖維攝取過少。
4. 酗酒。
5. 抽菸。

6.曾有大腸息肉病史。

攝護腺癌

攝護腺癌又稱為前列腺癌，一般發現男性體內睪丸酮濃度愈高，愈容易罹患攝護腺癌，而愛吃油脂和肉類的男性，體內睪丸酮濃度較高，而素食的男性體內睪丸酮濃度則較低。目前美國男性罹患攝護腺癌的比例相當高，國人罹患率雖較低，但有增加的趨勢。

✦造成攝護腺癌的危險因子

1.年紀。
2.遺傳。
3.肥胖。
4.攝取過多的脂肪。
5.化學物質污染。

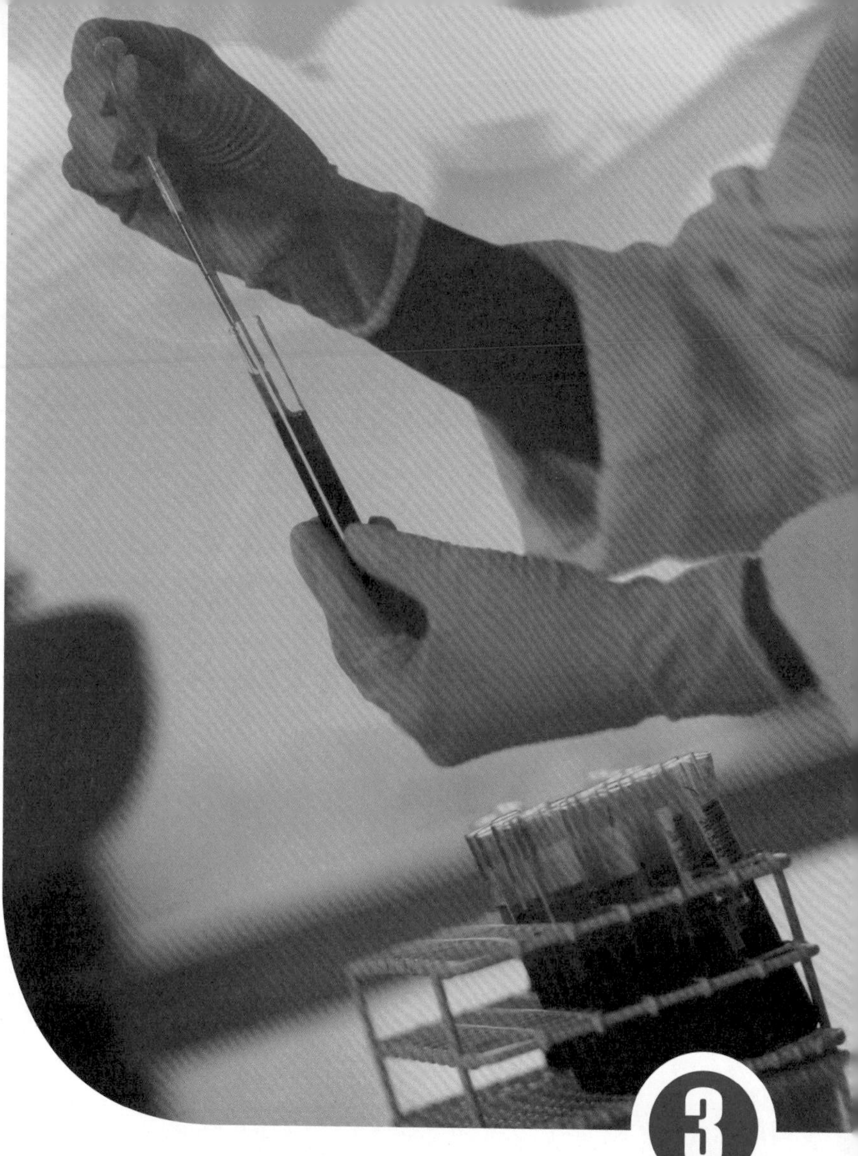

3

CHAPTER

如何從飲食中有效抗癌

雖然癌症的罹患率相當高，但是根據世界衛生組織（WHO）的研究報告顯示，全世界每年診斷出一千萬個癌症病患，其中三分之一是能事先預防的，另外三分之一則能經由早期發現而治癒，因此要避免癌症侵襲，不應只依賴治療導向的抗癌策略，而應該提早從飲食著手，並且提高警覺，如此才能有效降低癌症的死亡率。

根據哈佛大學公共衛生學院的研究，不良的飲食、缺乏運動、不當的生活習慣與百分之六十五的癌症死亡有關。下表列出不同的生活習慣因子與癌症發生百分比的關係：

1	不良的飲食及肥胖	30%
2	吸菸	30%
3	遺傳	10%
4	工作場所的致癌物	5%
5	家族史	5%
6	缺乏運動	5%
7	病毒	5%
8	酒精	3%
9	生殖因子	3%
10	社經地位	3%
11	環境污染	2%

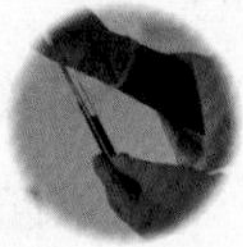

◆食物中常見的抗癌營養素

水溶性抗癌維生素

水溶性的維生素有許多種，最常被提及具有抗癌的維生素就是維生素C和葉酸。維生素C能在胃中抑制亞硝酸形成致癌物——亞硝胺，攝取含有亞硝酸的食品時，可多食用含維生素C較多的蔬果，來減少致癌物的產生；葉酸被認為可能預防大腸癌的產生，食物中含量較多的有菠菜、青花菜、蘆筍。

脂溶性抗癌維生素

維生素A、維生素E為脂溶性的維生素，皆是一種抗氧化劑，能掃除自由基，避免自由基破壞細胞，而降低癌細胞的產生。植物中所含的β-胡蘿蔔素為維生素A的前驅物，人體攝取後在體內轉變成維生素A，含β-胡蘿蔔素較多的食物有胡蘿蔔、南瓜、深綠色蔬菜等，動物性食物含維生素Ａ較多的有肝臟、蛋黃等；維生素Ｅ能避免細胞膜和其他組織所含的不飽和脂肪酸產生氧化，有保護細胞膜的作用。維生素Ｅ常添加於食品中，當作抗氧化劑，來避免油脂氧化，以延長保存時間，富含維生素Ｅ的食物有小麥胚芽油、堅果、莢豆類等。

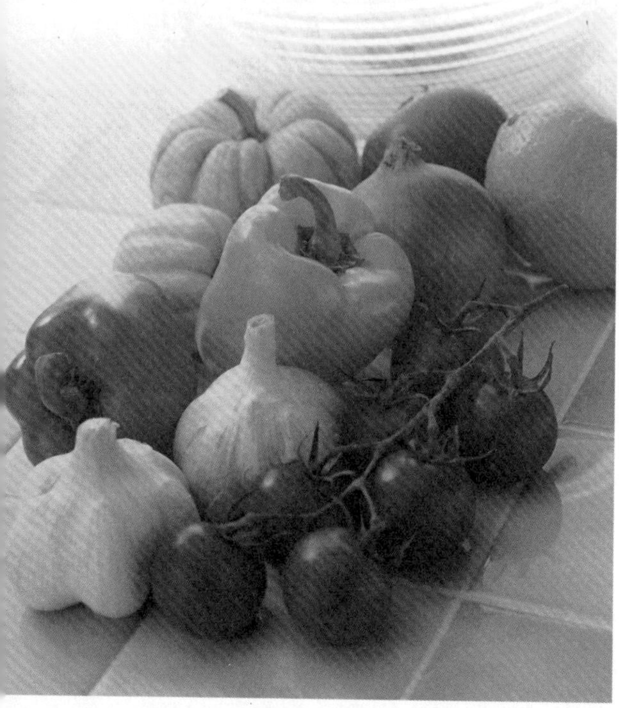

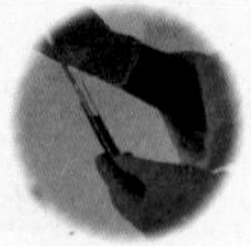

◆食物中特有的抗癌物質

大量攝取蔬菜水果的人，癌症的罹患機率較低，主要原因除了蔬果中含有纖維素、維生素和其他微量元素之外，更因為蔬果中的抗癌大軍——植物性化合物（phytochemicals）。

植物性化合物是一種生物效應的成分，主要的功用有六個：

1. 提升免疫力。
2. 掃除自由基。
3. 抑制癌細胞生長或誘導癌細胞良性分化。
4. 抑制癌細胞產生新生血管，而使癌細胞無法持續生長。
5. 降低癌細胞的生長激素傳遞，延緩細胞癌化的速度。
6. 植物性雌激素可以降低人體的雌性激素，避免產生與荷爾蒙相關的癌症。

食物中常見的植物性化合物

1. **茄紅素**：茄紅素抗氧化效力比維生素A和維生素E來得強，可以預防多種癌症。
2. **前花青素**：葡萄籽所含的前花青素（OPC）是一種強抗氧化劑，有預防癌症的功效。
3. **蒜蔥素**：大蒜和洋蔥所含的硫化物可預防胃癌。
4. **吲哚**：吲哚為十字花科蔬菜中抗癌物質，可以增進人體肝臟解毒酵素的活性，可預防大腸癌、直腸癌。
5. **水溶性纖維**：燕麥、大麥纖維屬於水溶性纖維，能預防便秘，減少致癌物接觸腸道的時間。
6. **異黃酮素**：異黃酮素存於大豆中，又稱為植物性雌激素，可以與雌激素接受體結合，避免產生乳癌。

7. **類黃酮**：類黃酮可增強細胞排出致癌物的功能，大半存在蔬果的表皮，例如紅酒因含葡萄皮和肉一起釀造，因此會比白酒含更多的類黃酮。

8. **胡蘿蔔素**：胡蘿蔔素可以避免氧化作用產生，並中斷氧化鏈鎖反應。

9. **多醣體**：菇類所含的多醣體可增強人體的免疫功能，並有抗腫瘤的功能。

10. **兒茶素**：茶葉中所含的兒茶素，為一種多酚類，具有很強的清除自由基之抗氧化能力，可以避免脂質過氧化，達到預防癌症的效果。

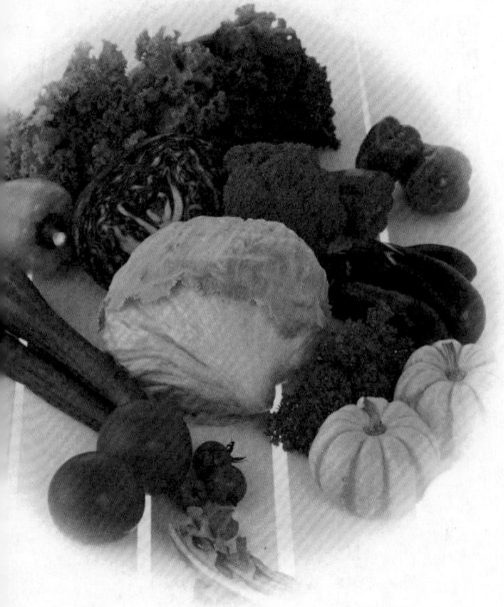

◆抗癌專家推薦的十大抗癌食物

1. **含茄紅素的蔬果**：番茄、西瓜、粉紅色葡萄柚等。
2. **葡萄**：紅酒、葡萄籽。
3. **蔥蒜類**：洋蔥、青蔥、大蒜等。
4. **十字花科**：花椰菜、青花菜、甘藍菜、白蘿蔔等。
5. **穀類**：薏仁、燕麥、小麥等。
6. **黃豆類**：豆腐、豆漿等。
7. **柑橘類**：柳橙、橘子、檸檬、葡萄柚等。
8. **繖狀花科**：胡蘿蔔、芹菜、荷蘭芹等。
9. **菇類**：金針菇、香菇等。
10. **茶葉**：綠茶、烏龍茶等。

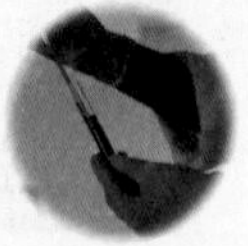

◆十大抗癌積極策略

1. **足夠的蛋白質：**攝取充足的蛋白質，才能產生免疫球蛋白，抵抗病菌的侵入。

2. **減低油脂攝取量：**油脂會改變前列腺素的產生，造成免疫力下降。脂肪攝取過多，會增加腸道膽酸的分泌，而膽酸經由腸道細菌作用後，容易產生致癌物，而導致大腸癌。另外，脂肪會促進雌性和雄性激素的分泌，會增加與激素相關的乳癌、卵巢癌、子宮內膜癌和攝護腺癌等的罹患率。

3. **每天至少五份蔬果：**蔬果含許多抗癌因子，例如具有抗氧化作用的維生素C、維生素A和類黃酮等。蔬果中的纖維質也有抗癌作用，因此每天至少要吃三份蔬菜及兩份水果。

4. **多喝綠茶、優酪乳：**綠茶含有抗癌的多酚類；優酪乳能維持腸胃道細菌的平衡，減少有害菌或毒素進入血液，也有抗癌的效果。

5. **少吃致癌物**：檳榔、燒烤、煙燻、醃製、發霉和許多加工食品都含有致癌物，減少此類物質的攝取，就能預防癌症。
6. **維持理想體重**：體重過輕或過重，都會影響生理機能的運作，而體重過重，容易造成癌症，所以須隨時注意自己的體重變化，將體重控制於理想體重範圍之內。
7. **持續適量的運動**：運動可以活化免疫系統，增進抗體生成，但是過度的運動則有反效果。
8. **減輕壓力**：人在有壓力的狀況下，細胞免疫力和修復能力會降低。
9. **充足的睡眠**：失眠時，松果體所分泌的褪黑激素會終止，而使免疫力降低。
10. **不亂服藥物**：過量或不當的藥物會增加肝臟和腎臟的負擔，並可能使正常細胞受到傷害。

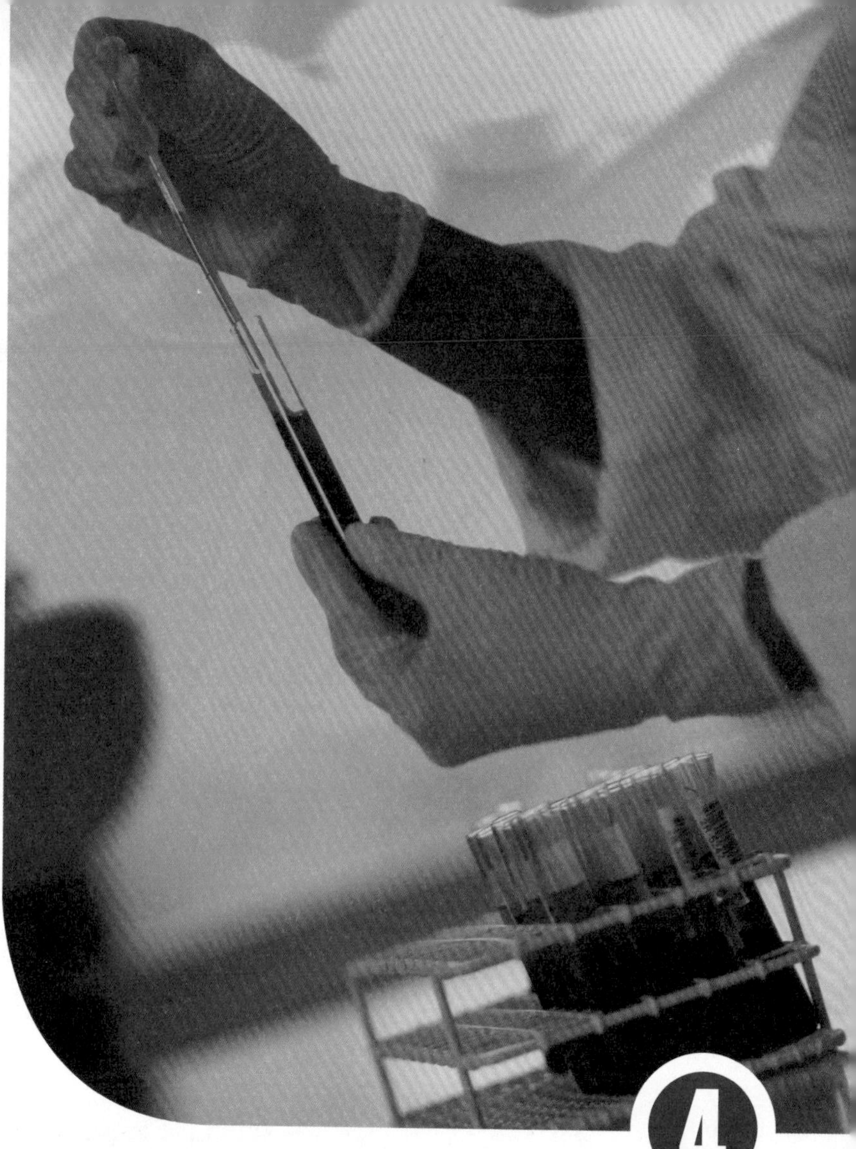

4

CHAPTER

癌症治療和
飲食改善方法

由於目前無法單一使用某種療法就能完全治癒癌症，所以有時搭配多種療法，才能有效控制癌症。

目前針對癌症的治療有以下數種：

1. **外科療法**：利用外科手術切除遭癌細胞侵襲之組織，是最有效而治本之法。
2. **化學療法**：將藥物利用注射或口服的方式導入患者體內，以殺死癌細胞或抑制癌細胞擴張，以及保持器官的完整性。
3. **放射療法**：以放射線照射癌症患部，以殺死癌細胞組織。
4. **免疫療法**：配合化療或放療，以增強患者本身免疫系統之功能，控制癌細胞之擴散。

由於癌症不是做過治療後，就不會有復發的可能，它具有高度的侵犯性及轉移性，因此必須持續追蹤和維持營養的均衡，才有降低復發的可能。癌症治療後經過三到五年定期追蹤後都沒有問題，再復發的機率就不高了。

在飲食和生活習慣方面應少吃醃漬、煙燻、炭烤及加工類食物，對於蔬果及肉類的攝取須均衡，如有吸菸、喝酒、吃檳榔等習慣則要戒除。對於是否使用營養補充劑或保健食品，則可以諮詢醫師或營養師。

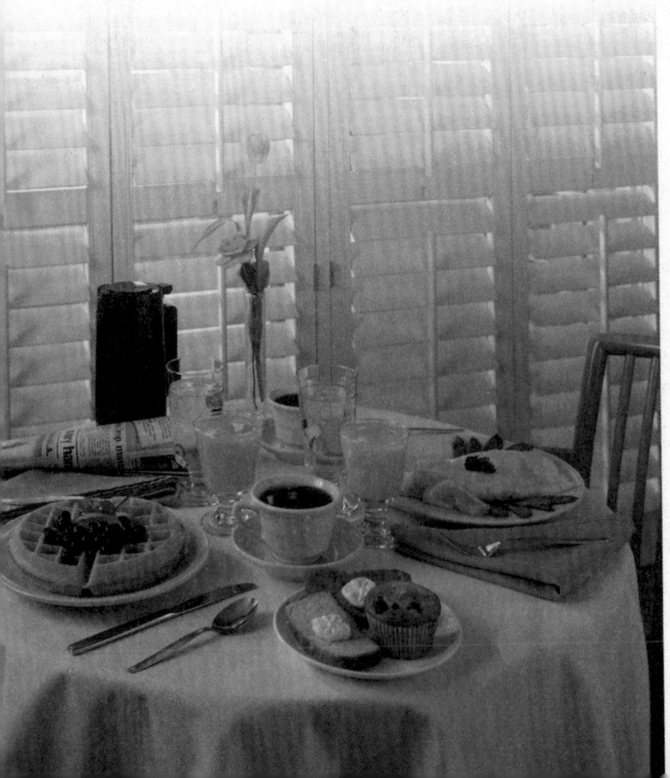

◆癌症患者飲食基本原則

1. **少量多餐、細嚼慢嚥**：患者若有食慾不振、吞嚥困難等症狀，會影響攝取食物的分量，可以採用少量多餐的方式，讓患者補充足夠的熱量和營養素。提醒患者細嚼慢嚥，可以有效減輕噁心、嘔吐等症狀產生。
2. **高熱量、高蛋白**：患者進食量減少就會造成營養不良，因此在進食時，應盡量給予濃縮的食物，或選用一些高熱量的液體和商業產品來補充體力。
3. **溫度適中、增添風味**：烹調上溫度不宜太熱或太冷，以免傷害口腔黏膜或造成嘔吐的症狀，多利用一些調味料，增加口味上的變化，以刺激病人的食慾。
4. **選擇少糖、少油的食物**：太甜的食物容易造成口乾，而太油的食物容易造成噁心，所以烹調上以清爽為宜，可以多利用檸檬汁、醋來代替糖和油。

5. **避免刺激、產氣的食物：**刺激性的食物易造成腹瀉，產氣的物質會引起腹脹，所以此兩種食物都要避免。

6. **補充維生素和礦物質：**若飲食和營養狀況相當不良，則要在醫師的指示下服用營養補充劑。

7. **採用管灌食或靜脈營養：**病患無法由口進食，但是腸胃道吸收正常時，可以考慮以腸胃道灌食，若連腸胃道吸收都有困難時，就要施以靜脈注射，以避免體重急速下降，造成嚴重營養不良。管灌食的內容物應由醫院製作，不可由病人家屬自行供應，使用後須了解病患是否有腹瀉、脹氣等現象。使用靜脈注射則須注意靜脈營養的導管是否引起感染、靜脈栓塞等現象。

◆癌症患者飲食的改善方法

食慾不振

飲食上可採取一天七至八餐，平時只要有一點食慾，就可以馬上進食，食物選擇上需避免纖維太粗、肉質太老的食物，調味上可使用較多的香料、調味料以促進食慾。供應時溫度不宜太高，進食時細嚼慢嚥，用餐時間可依進食狀況而延長。

噁心、嘔吐

癌症病患經由化學治療後，通常會有腸胃不舒服的症狀，因此在化學治療的前後，採用少量多餐的清淡飲食，兩餐之間可攝取不含氣體和酒精的清涼飲料和食物如果汁、果凍等，並且減少油脂的攝取，盡量利用非用餐時間多攝取水分，來降低噁心、嘔吐的現象。

味覺改變

許多癌症病患有味覺改變的症狀，對甜味、酸味感受力下降，而對苦味敏感度上升，肉類中以牛、豬肉較為明顯，因此常會排斥而不願意食用，所以在蛋白質的補充上可改用雞、魚肉，或在肉類烹調前先放入酒或果汁浸泡，而食用前也可使用水果醬汁，例如檸檬汁淋於肉類上，利用水果的酸甜來掩蓋苦味。

烹調上可以使用味道較為濃厚的大蒜、洋蔥、香菇、八角、五香等來作為調味，烹煮或盛裝的器材選用上，應盡量避免金屬器皿，而改用陶器或瓷器，以免病人感覺有鐵銹味而影響食慾。用餐前可先用鹽水或果汁漱口，以提高進餐時對食物的接受程度，用餐完畢後，可用檸檬水漱口或嚼一片口香糖，來去除口腔中不好的氣味。剛刷牙後不要立即食用柑橘類的水果，以避免牙膏中的氟和檸檬酸結合而生成不悅的味道。

口乾

癌症患者若於口腔施行放射線治療時，唾液腺被破壞後，就會有口乾的現象。食物的選擇上以含水量較高的食物為主，烹調時也以燉、燜、煮、蒸為主，例如稀飯或蒸魚，若要吃較乾的食物，如麵包、饅頭、餅乾等，可以先將食物浸泡於果汁、牛奶或湯汁，讓食物軟化後再吃下。用餐時可以盡量多喝湯，讓食物容易吞嚥，而一些較易潤滑的果凍、布丁則可以多多搭配利用。

口腔潰瘍

癌症病患可能因病毒感染、使用化學藥物，或頭頸部的腫瘤因放射線照射而導致口腔潰瘍的症狀。飲食上應避免辛辣、過酸、過鹹、太冰、太熱及含酒精類的食物或飲料，以免刺激傷口。而太甜或含咖啡因的食物容易造成口乾的現象，也要盡量避免。

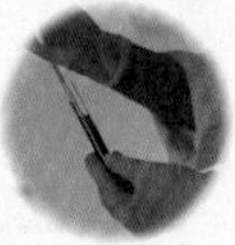

食材選擇上應避開纖維太粗、肉質太老的食物，切割和烹調上應盡量讓食物保持細爛，食用時應細嚼慢嚥，而液體食物可用吸管吸。進餐前可先喝一些水潤滑口腔，平時可用茶或檸檬汁來代替白開水，有助於降低口乾的不適感，而多嚼口香糖，也可刺激唾液分泌。若口乾的現象較為嚴重，可請醫師給患者使用人工唾液和口腔噴霧劑，以保持口腔濕潤，避免因口水分泌降低時，造成蛀牙或口腔感染等症狀。

吞嚥困難

一般癌症經由治療後，喉部會因發炎而有灼熱感，而頭頸部手術也會造成吞嚥上的困難，在食物的選取上要以軟質或細碎為主，而勾芡的烹調方式，可增加食物的潤滑度，幫助患者吞嚥，另外，在進食上也可多利用湯汁或飲料，來協助吞嚥。吞嚥有嚴重困難時，可先以流質的食物為主，必要時可使用管灌食。

吸收不良

罹患消化道癌症的病患常會由於器官切除或因放射線照射，而造成腸胃道功能不全，例如胃癌或胰臟癌會造成消化液分泌不足，使攝入的食物消化減緩或無法吸收。另外，外科手術有時也會引起腸道發生問題，而使吸收的營養素從腸管溢出。長時間的攝食量減少，也會造成腸道功能退化，而使營養素更難消化吸收。

胃部有灼熱感

飲食上要避免油炸或太刺激的食物，採取少量多餐、低溫、清淡的飲食方式，必要時可由醫師指示服用抗酸藥物。

腹瀉

癌症病患腹瀉時，應選擇低油、低渣的食物，避免生食蔬菜和水果，而容易產氣的豆類、甘藷等應禁止食用。每日應少量多餐，並喝足兩千五百毫升的水，不過每次飲水則不要超過兩百毫升，若在兩天內仍未停止腹瀉，則應立即找醫師診治。

腹脹

容易造成腹脹的食物有豆類、洋蔥、碳酸飲料、牛奶等，而能幫助食物消化的梅汁、柳橙汁則可搭配食用。用完餐後多走動，也可減少脹氣的現象。

便秘

改善便秘的方法就是多攝取纖維含量高的食物，不過因為癌症病患通常食慾不振和消化不良，要攝取大量蔬果並不容易，此時可多攝取全麥麵包、水果乾等，或將蔬菜和水果放入果汁機絞碎，然後與殘渣一起喝下。

體重減輕

癌症病患除了食慾不振造成攝食量減少外，許多治療也會使體重下降，而一般病患體重下降後，就很難回升，因此發現體重減輕時，要盡快找出問題所在，以尋求最好的解決方式。如果體重下降百分之五，則必須注意，如下降百分之十，則是危險訊號，而下降百分之十五以上，則對病情的復元影響甚為嚴重，因此如何維持體重顯得格外重要。

貧血和維生素不足

先找出貧血的病因，然後提供食物或營養補充劑。

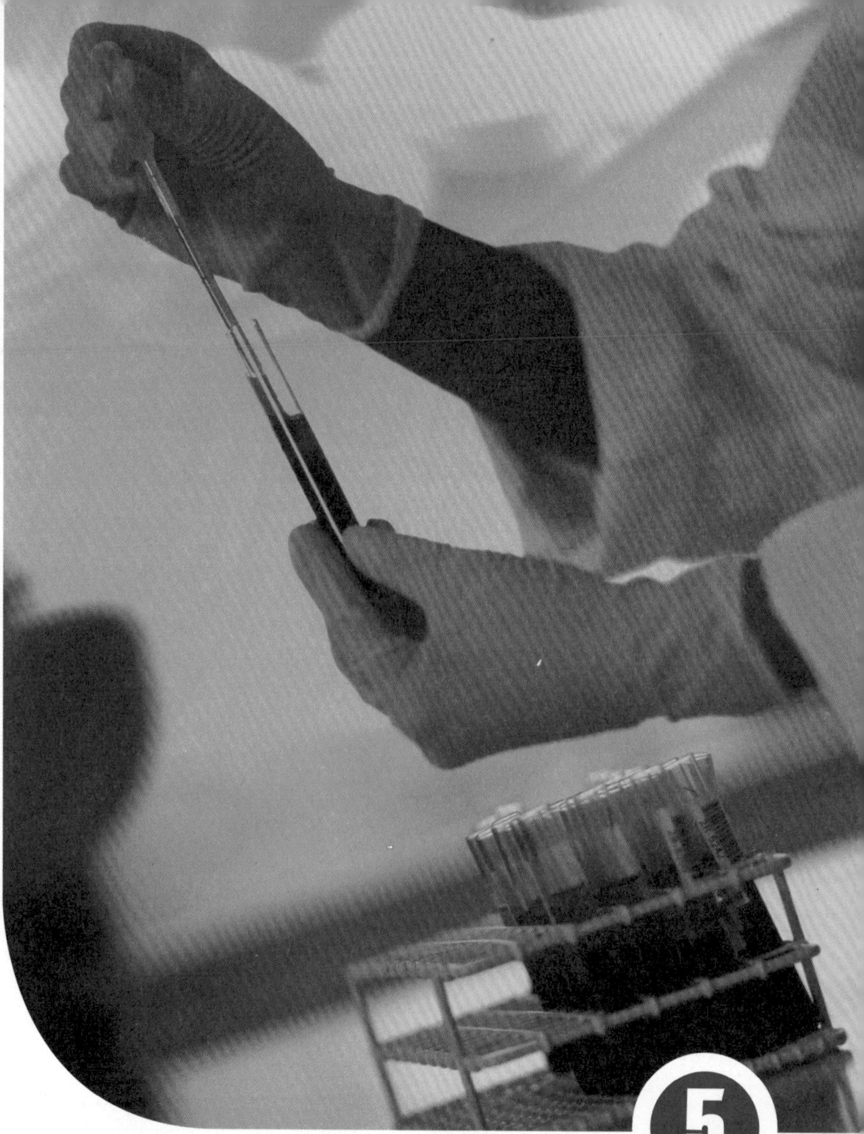

5

CHAPTER

癌症常見 101個關鍵問題

◆癌症的基本認識

Q1 「腫瘤」等於「癌症」嗎？

很多人對「腫瘤」這個名詞聞之色變，以為「腫瘤」就等於「癌症」，但其實不是這樣的，腫瘤一般分成兩種，其中「惡性腫瘤」才是所謂的癌症，而「良性腫瘤」則沒有這麼大的殺傷力，因為它通常生長速度緩慢，而且有些長到一定的大小後便會停止生長，再加上它有包膜區隔出明顯的界線，不太容易擴張，所以大都不會對性命造成威脅。

遇到良性腫瘤，一般會採觀察或手術兩種處理方式，觀察是指此腫瘤威脅性不大，只要定期追蹤即可，而手術則可能是因為腫瘤太大造成負擔，或擔心其可能轉變為惡性，便會建議切除。

Q2 癌症為何會轉移？

癌症一開始常在有限的空間內生長，但隨著癌細胞的壯大，會開始侵犯更多的部位，如有些癌會破壞血管壁，再隨著血液循環全身，找尋適合的地方開始繁衍，這種隨著血液的轉移可以讓癌症散布得很遠；此外，還有一些癌會侵入淋巴，然後沿著淋巴系統蔓延，這也稱為癌轉移。

癌症的破壞力，在初期比較容易控制，若已經開始轉移，則會大大增加治療上所耗費的時間和精力，病人的痛苦當然也愈高，因此多注意自己的身體，按時接受健康檢查，以求早期發現癌症是相當重要的，千萬不可輕忽。

Q3 癌症最愛找哪些人？

一般相信癌症的發生是來自相當複雜的原因。多年以來，數不清的科學家投入於這項研究，終於歸納出一些可能的因素，如家族遺傳、環境污染、飲食習慣不良、肥胖或者生活壓力過大，都有可能刺激或催化癌症的出現。

如果你有下列任何一種情形的話，就需要特別注意，除了盡量修正生活習慣外、也要定期做健康檢查：

1. 有癌症的家族史（家中有成員罹患癌症）。
2. 工作環境常須接觸危險原者（輻射、工業廢料、重金屬等）。
3. 體重過重者。
4. 營養攝取不均衡者。
5. 生活作息不正常者。
6. 常使用刺激性物質（菸、酒、檳榔等）。
7. 喜歡吃醃漬類、煙燻類、燒烤炭烤類食物者。
8. 生活壓力過大者。
9. 長期失眠或精神狀況不佳者。

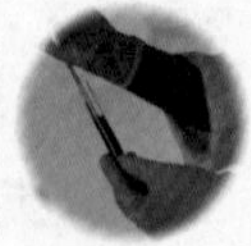

Q4 肥胖者逃離不了癌症的魔掌？

愈來愈多的研究證實癌症與肥胖的關聯，尤其像是結腸直腸癌、胃癌、食道癌、肝癌、乳癌、子宮頸癌等癌症，更有三成的病因是源自於肥胖。

肥胖會造成癌症的原因很複雜，其中最主要的就是肥胖造成雌激素、胰島素還有許多其他的荷爾蒙分泌改變，因此體脂肪愈高的人，癌症罹患的比率也會大幅增加，特別是蘋果型的上半身（腹部）肥胖者，還有長期肥胖者，都有更高的發病率。

既然肥胖與癌症息息相關，那是不是減肥就可以減少癌症的發生呢？答案是肯定的，只要減少油脂攝取，適當的運動，一定能夠讓身體更健康，但須特別注意的是，千萬不要讓體重忽高忽低的波動，否則會讓荷爾蒙更加混亂。此外，若您的身體有其他疾患，讓您不敢貿然嘗試改變飲食或運動，則可以諮詢合格醫師、營養師，相信您一定能夠健康的瘦下來。

Q5 為何營養不均衡會導致癌症？

人活著就需要營養，且所有科學家都同意，適當的營養能夠讓身體健康、遠離疾病，這當然也包括減低癌症的發生。

醫學界一般認為與癌症最有關聯的營養素，包括脂肪、維生素A、C、E、微量元素、纖維素、蛋白質，還有最近炙手可熱的胡蘿蔔素。其中，高脂肪飲食會增加乳癌、結腸癌與前列腺癌的發生機率，蛋白質攝取不足也對身體有害；缺乏維生素A或胡蘿蔔素的人得到肺癌的機率也會大大提高；維生素C的攝取量不足，可能會造成胃癌與食道癌的發生率上升；而攝取適量的維生素E，則可以降低乳腺癌及肺癌的罹患率。

此外，硒跟膳食纖維也與癌症息息相關，根據研究，硒在體內的濃度愈低於標準值，癌症的死亡率愈高；而適量的膳食纖維，則能減低結腸癌與乳腺癌的發生。

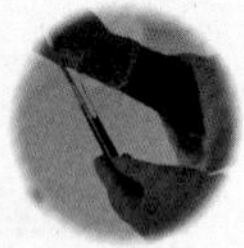

總之，天然食物中的營養素是大自然給予生物的恩賜，因此正確而適量的攝取均衡營養素，絕對是健康的不二法門。

Q6 高油脂、高膽固醇飲食會造成癌症？

高油脂飲食對於癌症的影響，受到大家一致的關注，尤其是跟荷爾蒙之間的關係，更是受到醫學研究專家的討論。高脂肪飲食會使體內雌素三醇（estriol）、雌素酮（estrone）和雌素二醇（estradiol）的濃度升高，增加罹患乳癌的風險。

高膽固醇、高飽和脂肪酸的飲食，容易造成膽酸、膽鹽分泌，增加一級、二級膽酸的產生，導致致癌物的生成，因而提高結腸癌的發生率，而不飽和脂肪酸容易產生自由基，也是導致各類型癌症的重要成因。

Q7 食物或環境中有哪些隱藏的致癌物質要當心？

致癌物質是一些對人體細胞有害的物質，如食品加工物、農藥、黃麴毒素、菸草、染劑等等，其他還包括污染的環境、失當的烹調方法、不適用的食品容器等，也都是常見的致癌物質。

致癌物質最可怕的地方，是它們常會破壞細胞的DNA，當DNA被破壞時，細胞就很容易發生變異，而誘發或促使癌細胞的生成。因此如果要預防癌症，首先就要與這些物質保持距離，此外，還可以攝取一些能夠對抗致癌物質的營養素，如維生素C、E，還有胡蘿蔔素等等，都是很不錯的選擇。

Q8 哪些食品還有加工品含致癌物質？

其實大部分新鮮天然的食物，適量攝取對人體來說都是有益的，只有少數的物

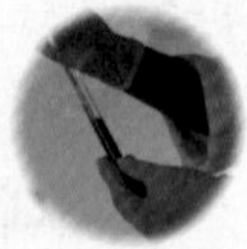

質如蘇鐵素、黃樟素、煙焦油等，可能本身就含有致癌成分，應該避免食用。

雖然天然食物中也有少數可能含有致癌物質，但跟人工添加物比起來，真可謂是小巫見大巫，因此與其對天然食物心存恐懼，不如好好想辦法拒食人工添加物。

現在已經發現的人工添加致癌物包括：

1. **硝酸鹽**：常添加於香腸、火腿等醃製食物中，如果過量，就可能在胃液中與其他食物中的胺結合，形成非常強的致癌物質。

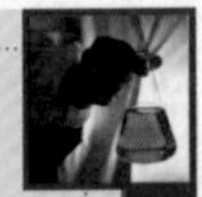

癌症小常識

＊代糖：在許多加工產品中，常會使用代糖。不過代糖會致癌的言論卻從未停過，尤其是阿斯巴甜和糖精。阿斯巴甜在各國都是合法的食品添加物，許多研究報告均顯示，並未有致癌的風險，而糖精經過證實也發現與癌症無關，因此美國癌症學會、美國醫學會、美國糖尿病學會和美國營養學會都先後宣布糖精不是致癌物。

2. 人工色素：如紅色二號、奶油黃等多類著色劑都對人體有害。
3. 防腐劑：硼砂、甲醛、二氧化硫、亞硫酸鹽等。
4. 抗氧化劑：BHA、BHT這些抗氧化劑，攝取過量時會造成肝毒性。

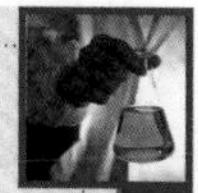

癌症小常識

＊硼砂：硼砂（Borax）是硼酸鈉（sodium borate）的俗稱，雖為台灣禁用的食品添加物，不過許多食品為了增加韌性、脆度，業者會偷偷使用，常被發現在年糕、油麵、燒餅、油條、魚丸、蝦等食品中。硼砂為有害人體健康之物質，雖然一般添加量並不多，但攝取過量仍會造成食慾減退、消化不良、嘔吐、腹瀉等症狀，甚至造成休克、昏迷等。

9 食物處理或烹調不當也會致癌？

錯誤的烹調方式的確會導致癌症的發生，常見的有以下幾種：

1. **高溫炸或烤（尤其是烤焦）**：這種炭烤方式會讓食物產生一種稱為多環芳香碳氫化合物的致癌物質，此物質如果食入會誘發消化道癌症，烹調中吸入也可能導致呼吸道癌症，須盡量避免。

2. **煙燻**：煙燻所使用的燃燒原料大部分是稻穀或甘蔗，這兩種東西焚燒後的致癌物質，將跟著香味一同進入食品中。

3. **醃漬或發酵**：如豆腐乳、榨菜、鹹魚、醬瓜等等食物都算此類。

4. **風乾的海鮮**：許多海產乾製後，部分成分會成為致癌成分，應該少吃，如乾魷魚、乾蝦等。

10 食物中殘留的藥物及農藥也會是致癌物質？

隨著農業和畜牧養殖業的發達，愈來愈多的藥物被添加進動植物中，這些藥物在某些地方的確使得農漁牧業者的利益增加，但若是藥劑被殘留下來，對人體就有一定的危害。

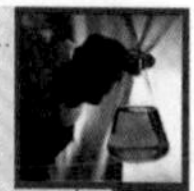

癌症小常識

＊多環芳香碳氫化合物（PAH）：多環芳香碳氫化合物是環境中經常可見的致癌物質。在各種燃料如煤炭、石油、煤灰燃燒中，及不完全燃燒的過程中如燒香、吸菸、機動車輛發動時候等，都會有多環芳香碳氫化合物產生。另外食物的燒烤調理，也會有多環芳香碳氫化合物產生。多環芳香碳氫化合物可能是一種致癌的啟動者，也是重要的致癌促進者。換言之，多環芳香碳氫化合物能夠使正常細胞產生突變為癌細胞，同時也可促進癌細胞加速分裂成惡性腫瘤。

植物中最大的添加物就是「農藥」了，就算現在政府已經盡力抽查，但依舊有許多含有過量農藥的蔬果流入市面。要減少吃到農藥的訣竅，在於挑選蔬果時要慎選店家，此外，仔細的清洗蔬果、選用有機蔬菜或當季蔬菜，也都是減少農藥攝入的好方法。

動物中容易殘留的藥物包括抗生素、荷爾蒙、殺菌劑、除藻劑等，在挑選的時候應該注意肉品是否通過檢驗，且不要食用內臟等容易累積藥物的部位。

Q11 食品保存不良也會出現致癌物質？

有些食物保存不當或容器使用錯誤，也都會產生致癌物質。台灣的氣候溫暖潮濕，相當利於黴菌的滋長，因此許多穀類或豆類如果沒有做好防潮措施，就可能產生「黃麴毒素」，這種毒素已經被知道與肝癌有很大的關係，所以購買豆類、花生、玉米等穀物時，要特別注意包裝良好，儲存時也要小心防潮。

使用容器時也要小心，如塑膠容器、保麗龍容器、再生紙容器，或內面有上色的容器，其實都不適合裝熱食，因為熱可能會使這些容器溶解釋放出有毒物質，而此種有毒物質是一種「環境荷爾蒙」。此外，保鮮膜在進入微波爐或電鍋中加熱時，應注意材質是否可以耐熱。

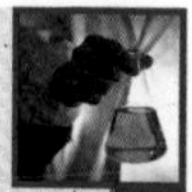

癌症小常識

* 農藥殘留：農委會藥物毒物試驗所已成功開發出新的農藥檢測技術，可一次檢查兩百多種農藥殘留的狀況，讓民眾吃得更安心，而買回的蔬果也可以透過去皮、水沖、烹煮來消除殘留的農藥，不過切記泡鹽水無法去除農藥，而烹煮時不要蓋上鍋蓋，讓農藥能夠有效揮發。

12 染髮會致癌嗎？

早期使用的染髮劑會致癌的可能性非常大，因為這些染髮劑中幾乎都含有兩種稱之為「芳香族胺」及「亞硝基化合物」的物質，這兩種物質會被人體吸收，並經過血流累積到尿液中，而導致多發性骨髓癌與膀胱癌的發生機率大增。

由於早期的染髮劑被發現有這麼大的危害，所以現在大部分的染髮劑已經改用別的成分，來取代「芳香族胺」及「亞硝基化合物」。

癌症小常識

＊環境荷爾蒙：殺蟲劑ＤＤＴ、乾洗衣物用的溶劑中的四氯乙烯及戴奧辛等，這些在水、土壤中殘留而無法代謝的物質，一旦進入人體或動物體內，會產生類似荷爾蒙的促進、激化作用，而使基因和器官組織產生變化，因此這類物質被稱之為環境荷爾蒙。

替代的染髮劑的化學構造依舊與原來構造相似，是否真的不會誘發癌症，還有待更長時間的觀察與研究。因此，還是要建議如果沒有特殊需求，盡量不要使用染髮劑或染髮的時間過長，而使用染髮劑時，務必要戴上手套。

13 為什麼吸菸會導致多種癌症發生？

一提到菸草的致癌物質，很多人第一個想到的都是「尼古丁」，但其實菸草的危害絕不止於此，因為當您吸一支菸時，最少有四十種的致癌物質跟著一起進入您的身體。

市面上最近出現了許多標榜著低焦油或有濾嘴的香菸，這兩種商品對於降低癌症的發生率有多少效果，目前還沒有定論，但可以肯定的是，無論何種香菸或菸草，只要長期使用，罹癌率絕對大於非吸菸者，更何況吸菸所造成的二手菸還會危害身邊親密的人，因此趕快戒菸才是上上之策。

14 喝酒也容易得癌症？

與菸一樣，酒也是一個常為人詬病的東西，這是因為酒不只會亂性，更對血壓、肝臟甚至全身都有很大的害處。

酒精要從肝臟代謝，因此多喝酒會造成肝炎、肝硬化甚至肝癌是很容易被理解的，但對於喝酒容易造成其他癌症的原因，其實醫學界還沒有定論，只能大概推測幾個原因，如酒精代謝的乙醛傷害細胞、酒改變了荷爾蒙的調節、酒的製造過程受到污染或添加過多添加物、酒阻礙了正常營養的吸收，或加強了致癌物質的穿透力等等。

▶一個酒精當量在不同酒類中可攝取的毫升數

種類	毫升
大麴酒、高粱酒、五加皮酒、竹葉青酒、茅台酒	30
威士忌、白蘭地、蘭姆酒、伏特加、琴酒	40
米酒	70
陳紹、黃酒、花雕酒	80
玫瑰紅酒、甜紅葡萄酒	90
紹興酒、紅露酒	100
白葡萄酒、金香葡萄酒	120
啤酒類	360

雖然酒精會造成多種癌症的原因機轉還不清楚，但過量飲酒對身體有害卻已經是不爭的事實，因此還是應該做到減少酒精的食用量。

15 吃油炸的澱粉食物容易致癌？

根據世界衛生組織的發表，經過高溫炸的澱粉類（如馬鈴薯、芋頭、甘藷等，其中又以炸薯條為最）致癌的機率非常高。

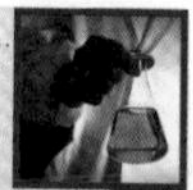

癌症小常識

＊酒精建議量：一般酒精的建議量會用酒精當量來換算。女性每日酒精攝取量應限制在一酒精當量，男性則應限制在二酒精當量。一酒精當量相當於十二盎司啤酒、五盎司釀造酒，和一點五盎司蒸餾酒。

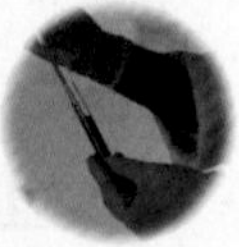

澱粉油炸會致癌的原因，最大的可能是因為澱粉在高溫下產生變異，而轉變成丙烯醯胺，丙烯醯胺是一種高危險的致癌物質，在動物實驗中已經證實會引發消化道、攝護腺、乳腺、皮膚等等的多種癌症，所以實在是應該敬而遠之。

無論是否為澱粉，其實過度「高熱」的環境本身就容易引發食物變性，因此多以涼拌、蒸煮來替代高溫煎炸，尤其是不要食用沾粉油炸的食物，才是健康的上上策喔。

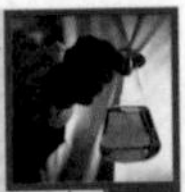

癌症小常識

* 丙烯醯胺：丙烯醯胺是一種用來製造聚丙烯醯胺的化學原料，不過某些食物在高溫烹煮或加工時，會自然生成丙烯醯胺。目前以澱粉類食物（如洋芋片和穀類製品）經過油炸所發現的丙烯醯胺濃度最高，而且加熱的時間愈長，生成的丙烯醯胺量愈多。

16 烤肉會致癌嗎？

在台灣，烤肉儼然已經成為許多節日的主角，雖然大家一同歡樂的情景真的很好，但遺憾的是，炭烤其實並不是健康的烹調方式。

炭烤最大的危機，是木炭加熱的時候放出的芳香環類氣體，這種氣體無論是吸入或附著在食物上食入，都有可能會增加癌症的發生率。

其實要慶祝不一定要烤肉，但若是真的選擇烤肉來慶祝，則最好注意以下幾點：

1. 小心注意風向，不要吸入烤肉的煙。
2. 在炭火與食物間用錫箔紙隔開，避免煙中的致癌物質附著在食物上。

▶ 食物成分經高溫烹調或燒烤後所產生之毒物分析

食物中的成分	高溫烹調或燒烤所產生之毒物	健康傷害
蛋白質類	異環胺等	致癌
油脂類	多環芳香碳氫化合物（PAH）等	致癌
澱粉類	丙烯醯胺	致癌及突變
醣類	先進糖化終產物（AGE）等	老化等多種疾病

3.盡量以雞肉、海鮮來代替香腸培根，並配著蔬菜一起吃。市售烤肉醬有許多並不健康，因為它們不但高鹽高油，還可能含有防腐劑，因此最好避免食用。

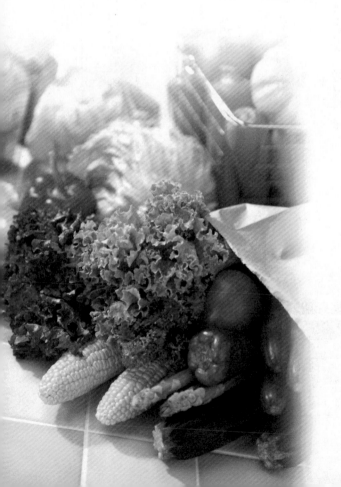

◆提早向各類癌症宣戰

Q17 鼻咽癌和病毒有關？

鼻咽是位於鼻孔後方的一個小腔室，而此部位發生的癌症就稱為鼻咽癌。

鼻咽癌最早被稱為「廣東腫瘤」，這是因為中國人罹患此癌的機率遠遠大於其他國家，甚至還被當作是當地的特殊疾病，直到解剖了以後，才知道原來是癌症。至於為什麼鼻咽癌會專找中國人，目前還沒有發現確切的原因。

常食用醃製食物（鹹魚、醬菜），發生鼻咽癌的風險大為提高。香港的研究中發現，食用廣東鹹魚與鼻咽癌有密切的關係，因為這些醃製食物含有致癌物。

根據最近的研究發現，許多鼻咽癌患者的體內都能發現一種高含量的病毒抗體，此種病毒稱為ＥＢ（Epstein-Barr），因此現在已將是否感染此病毒當成一個早期診斷鼻咽癌的指標。

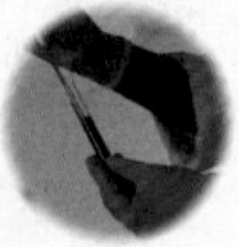

在治療方面，鼻咽癌生長的部位特殊，容易轉移，又很難找到明顯的範圍來切除，所以手術的效果並不理想。但還好，鼻咽癌對放射線特別敏感，因此目前公認最有效的治療方式就是放射線治療。

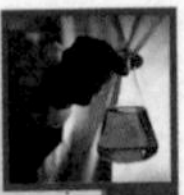

癌症小常識

* 基因改造食品：早期的品種改良，都是由動植物中選擇優良的父系和母系交配，來尋得更優秀的下一代，不過此種方法，需要長時間才能覓得較穩定的品種，而現今所用的遺傳工程則直接抽取一段物種的基因，殖入另一種物種中，就產生了新的品種，而透過此種經由基因重組方式所產生的新食品，我們就稱之為基因改造食品。目前基因改造食品對人體是否有害或致癌，還未有明確的結果，因此到底能不能吃基因改造食品，許多科學家還持保留的態度。

18 鼻咽癌會有什麼症狀？

鼻咽癌的轉移十分迅速，因此若發生下表之情形，請立刻找專業的醫師做檢查（檢查內容包括觸診、鼻咽腔鏡、頭部X光、活體切片等），以達到早期發現早期治療的目標。

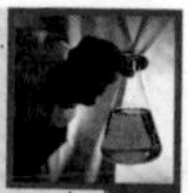

癌症小常識

＊EB（Epstein-Barr）病毒：鼻咽癌的組織切片中含有大量的EB病毒顆粒。進一步檢測則發現鼻咽癌腫瘤細胞中含有EB病毒的基因及蛋白質，患者的血清中抗EB病毒的抗體指數亦很高。由此推斷，EB病毒的感染和鼻咽癌的發生有某種程度上的關聯，但其間的關係則尚在研究中，因為並非受到EB病毒感染就一定會得鼻咽癌，但是幾乎在所有的鼻咽癌患者的檢體中均可測得病毒的基因存在。

▶ 鼻咽癌的症狀及成因

症狀	成因
持續性的鼻塞	腫瘤持續長大而堵塞鼻子，有時會使鼻涕帶血絲。
口鼻常不明原因的出血	可能是腫瘤潰爛導致出血，血液常帶有異味。
側頸出現會增大的硬塊或腫瘤	癌細胞轉移至側頸的淋巴結。
長時間的耳鳴、耳痛或聽力減低	腫瘤持續長大造成歐式管的阻塞。
找不出原因的半邊頭痛	腫瘤長大或轉移壓迫神經。
臉部知覺麻痺或眼球歪斜、複視	腫瘤向上擴散，使得顱底的腦神經被破壞。

病例

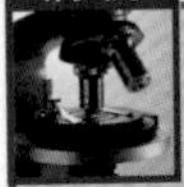

王木森今年才四十五歲，是公務機關的職員，因為年紀很小就隨部隊來台，在台灣沒有親人，往來都是大上七、八歲的軍中叔伯，他長相斯文身材瘦長，聲音也很好聽，二十幾歲娶了高雄小姐為妻，兩人郎才女貌，可謂十分匹配，育有一男一女，今年分別是國中二年級、國小六年級。

王木森的嗜好除了打麻將，就是抽抽菸，或是吃上一些家鄉口味的醃鹹魚。

不久前聽他嚷著，怎麼感冒老是好不了？在附近小診所看看，結果醫生說是淋巴結腫大。最近連鼻涕都有血絲，有時又頭疼得厲害，醫生說淋巴結腫大兩週就會好，但是現在已經一個月了，於是他又上公立醫院掛診。

經由專科醫師利用鼻鏡、並做切片檢查，等了三個工作天之後，確定是鼻咽癌。醫生運用X光、鼻咽顯影、電腦斷層來了解這個癌的部位、大小，同時王木森也照了鈷六十，拖了一段時日，王木森還是因鼻咽癌去世。他一直還想回老家看看仍健在的母親，這個心願只能留待他的妻子來完成了！

Q19 口腔癌罹患年紀有下降的趨勢？

近年來，口腔癌的發生機率和死亡率都逐漸攀升，且患者的年齡也有降低的現象，實在是不可忽視的疾病。根據衛生署的統計，自民一九九二年以後口腔癌的發生率及死亡率就超過了鼻咽癌，已成為國人頭頸部癌症的第一位。口腔癌在近年來罹病平均年齡逐漸下降，而且每年發現的新病例及死亡人數都已超過千人，已成為增加病患比例的首位。事實上在各種癌症當中，口腔癌及皮膚癌是最容易也最可能及早發現，因此如果能夠提高警覺，沒有延遲就醫，治癒的機率會較高。

口腔的範圍包括嘴唇、舌的前三分之一、臉頰內膜、上下牙槽脊、硬顎、口腔底，還有臼齒後的三角區域，如果在這些區域出現癌細胞的增生，即稱為「口腔癌」。

提到口腔癌，很多人會立刻想到檳榔，這是正確的，依據統計，台灣有八成左右的患者有嚼食檳榔的習慣。除了檳榔外，菸酒、口腔衛生不佳、口內疾病、化學

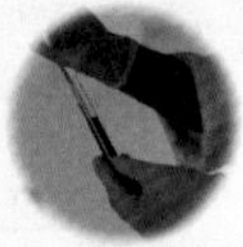

物質，甚至是裝設不當的假牙所造成的慢性傷害，都有可能是口腔癌的誘發因素，而若這些因素合併嚼食檳榔的話，則發病機率更會大大提升。

吃檳榔罹患口腔癌的機率，是一般人的二十八倍。如果再加上喝酒，就增加為五十四倍。如果吃檳榔，再加上吸菸，機率更增為八十九倍。如果再加上喝酒，那罹患機率將更恐怖，為一般人的一百二十三倍。

一般來說，口腔癌的治療方式主要是手術治療，而切除的範圍則須視癌症的位置及大小來決定，有時也會依據病患情況合併其他的治療。另一方面，由於手術部位屬於顏面，許多病患在癌症康復後，可能會接受一些整型手術來幫助他們維持外觀。

20 口腔癌會有什麼樣的症狀？

正常口腔黏膜的質地應該是柔軟平滑、完整無傷口，而顏色則是粉紅色或紅色，如果有以下情形，就須特別注意：

1. 不易癒合的傷口或潰瘍。
2. 出現腫塊或腫脹。
3. 黏膜出現白色或紅色斑塊。
4. 口腔反覆出血。
5. 口腔出現不明原因的疼痛或麻木。

除了以上幾點之外，平時也要多注意自己的臉頰、頸部及口腔，用眼睛看有沒有顏色的異常，用手指觸摸看組織表面是否平滑，有沒有異常的腫塊，嘴唇則須特別翻開來查看，最後還要把舌頭拉出來檢查一下，並測試舌頭的靈活度，如此就能幫助自己早期發現病徵，而達到最好的治療效果。

病例

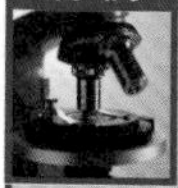

阿發伯在台東鄉下長大，十幾年前聽人說種檳榔很賺錢，於是把家中農田改種檳榔，反正自己也喜歡抽點菸、嚼嚼檳榔，人生就這麼點小樂趣，雖然報紙電視常說這種嗜好不好，但是阿發伯說：「那檳榔攤還不是開了一大堆，況且檳榔西施漂亮又可愛，不捧捧場怎麼行？」

就在阿發伯慶祝五十八歲生日後不久，有一天發現口腔有一處潰瘍，而且一週後都沒有痊癒。後來趕緊上台北大醫院檢查，結果發現是口腔癌。還好是早期，經過手術及放射線治療之後已經痊癒，只不過現在他的嘴巴卻連兩公分的距離都撐不開。

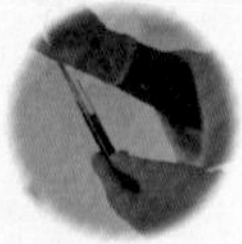

21 胃酸逆流者要小心食道癌？

食道癌是中國人常見的癌症，發生的比率男多於女，尤其是喜歡刺激性食物、口腔衛生不佳，或者喜食熱食者，都可能是危險群，而原來就有食道病史者（如胃酸逆流、慢性感染者）也比別人更容易發生。

食道癌的初期症狀並不明顯，所以很容易被忽略，大多數患者都是到腫瘤長大而發生吞嚥困難、胸痛、聲音沙啞、甚至完全無法吞嚥時，才到醫院求診。

要診斷食道癌，通常會先使用胃鏡與內視鏡觀看食道內部情形，再視情況做切片，若發

病例

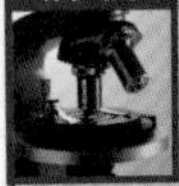

紀雄的生活一直很正常，飲食也從不挑剔，更不虐待自己的肚子，一定要吃太太準備的早餐。中午休息時間，則到公司附近賣便當的小發財車上買份雞腿飯。晚上除了必要應酬，一定是「爸爸回家吃晚飯」。

但是，這兩週來，每逢早上吃稀飯時，他就覺得胸部梗塞。這毛病以前也有，但是紀雄以為那是自己沒有細嚼慢嚥食物的結果；現在連吃稀飯、喝豆漿也會有食物通過食道的明顯感覺，加上胸背會痛，於是他抽空去醫院檢查。結果紀雄被證實得了食道癌，而因為蔓延很快，已到達癌症末期。

現確為癌症者，則開始檢查是否有轉移的情況，然後才能決定治療方式。

對食道癌來說，雖然手術是最完整的根治方式，但由於許多患者到院時都已出現轉移，或是有年齡過大等其他因素，所以常常會改用放射線治療或化學療法，有時也會採取各種療法並用來治療。

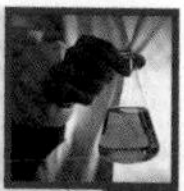

癌症小常識

＊食道逆流：食道逆流是指胃內容物回流到食道的現象。食道逆流會有許多不同的症狀，有些人完全沒有感覺，有些人則會覺得在上腹部心窩處產生一種不舒服的燒灼感，某些人可能只有咳嗽，尤其是睡覺時咳嗽，而沒有其他任何症狀。

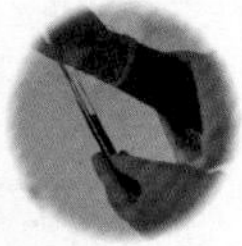

22 肝癌和B型肝炎脫不了關係？

肝臟的位置在腹腔的右側，並被肋骨完整的保護。肝臟是人體內最重要的器官之一，因為它執行著許多複雜的功能，如合成、儲存、解毒、排泄等，所以我們更要小心的保護它。

肝癌最容易發生的年齡大約是四十五至五十五歲之間，是人體最惡性的癌症之一，有句話說，肝是沉默的器官，這是因為

病例

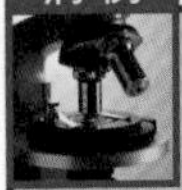

俊明在學生時代，即熱中社會服務工作。平時參加慈幼社，寒暑假則參加社會服務團下鄉帶活動。有一次學校舉行捐血活動，他毫不考慮一馬當先；可惜血液檢查結果，他已染患B型肝炎。

畢業之後，俊明於澎湖當兵。快要退役之前，也因身體疲累而發燒住院，但他一直沒放在心上，以為只是小病罷了！

退役之後找到一份穩定的工作，俊明也娶得美眷。太太君如是典型的賢妻良母，他們很快就有了第一個孩子。但這種幸福的日子並不長久。俊明不斷的發高燒而緊急住院，也時常覺得疲累，最後經過台大、長庚醫院檢查，醫師斬釘截鐵的告訴他們：俊明只剩五年的存活時間。頓時，俊明受到如青天霹靂的打擊。

歷經無數煎熬，到了第四年，俊明終於又如常人一般上班。但最後仍逃不過肝癌的侵略。第五年他高燒再度入院之後，肝炎早已轉成肝癌，幾天之後吐血，終至身亡。

它所發生的疾病常常都沒有表徵，所以當有臨床症狀時，幾乎都已經到非常嚴重的階段了，因此每個人都應該做好預防的措施，避免不必要的注射、輸血、服用藥物以及食用發霉的穀類和豆類，並應該拒絕刺激性食物。另一方面，如果您本身是肝癌的高危險群（B、C型肝炎者或帶原者、肝硬化者、家族有遺傳病史者），絕對要定期檢查，才能保護好自己；而如果您的抽血結果發現您沒有B型肝炎抗體，則可以跟醫生討論是否應該接種疫苗。

23 吸菸和油煙是肺癌兩大致病因子？

提到肺癌，很多人都立刻與吸菸者畫上等號，但隨著空氣污染的日益嚴重，肺癌的罹患率也跟著節節上升，在十大癌症死亡榜上也是常客。

雖說吸菸不是導致肺癌的唯一因素，但我們也不可否認它對肺部造成的危害，根據研究，吸菸者得到肺癌的機率是非吸菸者的五至十倍，且得到的比例與吸菸的時間和數量成正比，一旦停止吸菸，得到的機率便會降低，所以別再猶豫了，戒菸雖然不容易，但只要有恆心跟毅力，沒有什麼是辦不到的。

除了吸菸之外，炒菜的油煙、汽機車的廢氣也是造成肺癌的一大幫凶，所以選擇好油、裝設抽油煙機，還有騎乘機車時戴上口罩，也都是很好的防護。最後，四十歲以上的人每年都應該做一次胸部X光和痰液檢查，來讓自已的健康更有保障。

24 得了肺癌會有什麼症狀？

肺癌的症狀會依據癌細胞生長的位置不同而有差異，但除了長在支氣管的癌細胞會造成咯嗽和血痰外，早期的肺癌幾乎沒有症狀；而隨著腫瘤細胞的增長，生長在其他部位的肺癌才會逐漸造成體重減輕、食慾不振、淋巴腫大、胸口疼痛、咳嗽、咯血的問題，但通常此時癌症都已經是較為嚴重的時期了，因此定期做X光檢查是非常重要的。

在治療方面，得到肺癌，手術是優先考慮的治療方式，若是早期的癌症，通常只需要切除一個肺葉，對肺的傷害性相對不顯著，但若癌症已經蔓延，就可能需要切除一邊的肺臟，甚至無法手術切除，只好使用其他療法，如化學治療、放射線治療或免疫治療等，但這些幾乎都只能算是輔助療法，治療效果通常不及手術。

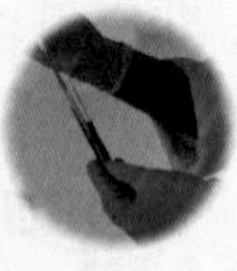

25 乳癌會有什麼表徵？

乳癌是婦女常見的癌症之一（偶爾也發生於男性），多發生於四十到五十歲之間，其表徵有：❶胸部發現無痛性腫塊（若晚期也可能會疼痛）；❷乳頭凹陷；❸乳房有分泌物（帶血分泌物尤其危險）；❹乳房形狀改變、兩邊乳房不對稱；❺乳房皮膚出現類似橘皮的樣貌；❻乳房紅腫潰瘍；❼腋下淋巴腫大。

雖然乳癌的發生率很高，因此不只平時應該了解自己的乳房形狀，更要每個月定期檢查，若發現上述異常現象，應立刻至醫院就診，如此便可大大減低乳癌的威脅。至於檢查時間，一般婦女為避免因正常荷爾蒙分泌而導致檢查結果偏差，應選在生理期後一週內實施，而停經婦女則每個月固定自選一天檢查即可。

26 什麼人比較容易得乳癌？

雖說每個女人都應該要了解乳癌對我們的威脅，但有某些人更要特別注意，因為乳癌找上這些人的機率比常人更大，這些人包括：

1. 家族中有人罹患過乳癌（尤其是母親或姊妹）。
2. 初經小於十二歲，或五十五歲之後才停經的婦女。
3. 從未生育的婦女。

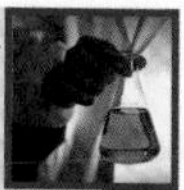

癌症小常識

＊乳房纖維囊腫：乳房纖維囊腫並非真正的乳房疾病，纖維囊腫是由乳腺及其周圍組織因過度增生所產生，與癌症沒有關聯，也不是癌前病變，不過是女性最常見的良性乳房腫瘤。乳房纖維囊腫產生的原因並不清楚，一般認為是女性到達一個年齡層，荷爾蒙失調所致。

4. 乳房原來就有良性腫瘤或其他病灶者。
5. 卵巢癌、子宮內膜癌，或已經有一側罹患過乳癌者。
6. 肥胖者（尤其是停經後肥胖）。
7. 嗜酒或好吃高脂肪、高熱量食物者。
8. 胸部曾接受過放射線治療者。
9. 服用口服避孕藥者。
10. 更年期有使用荷爾蒙補充療法者。

Q27 國內乳癌患者為何年齡偏低？

國人營養的充足和飲食習慣的日漸西化，造成台灣女性初經的年齡提前、停經的年齡延後、停經後肥胖人數的增加等現象，因而使得現代女性罹患乳癌的危險性也相對增高。

國內乳癌患者罹患平均年紀與歐美國家不同，有年輕化的趨勢，此一現象可以從兩個部分來看：

1. 歐美國家的乳癌患者，大部分發生於五十歲以後，而台灣乳癌的病患在五十歲前與五十歲後發病的比例約各占一半。
2. 就各年齡層的發生率來看，台灣乳癌的患者約從四十五歲左右人數開始急速增加，比起歐美國家約早了五至十歲。

28 為何乳癌大都無法早期發現？

由於大多數的乳癌多以無痛性的乳房腫塊表現，且一公分以下的腫瘤很難用手感觸，因此發現乳癌時多半已到第二期以上。根據一項針對乳癌病友的問卷調查發現，病友中約有八成是自己摸到乳房有硬塊，一成是男友或丈夫摸到，真正經由健

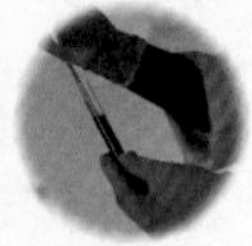

康檢查發現的比率卻不到一成。從以上統計可知，大部分發現乳癌的人都是「靠自己或伴侶的手」。

根據一項針對中國大陸二十六萬六千名婦女的大型研究發現，使用乳癌自我檢查法，並不能降低婦女乳癌死亡率。研究中發現經由教導乳房自我檢查的婦女，其乳癌死亡率與未教導自我檢查訓練的婦女一樣高。雖然研究結果令人有些沮喪，但是婦女不該因而放棄自我檢查，不過醫院的乳房X光攝影檢查應更加受到重視，因為唯有透過醫院進一步的檢查，才能真正找出病灶。

部分患者發現乳癌後諱疾忌醫，或者喜歡到處探求名醫及使用傳統草（中）藥治療，往往在接受治療時腫瘤已經不小，因而使治癒的機會大幅下降。定期的自我檢查，並且在發現罹患乳癌時，盡早接受正統治療，才能提高治癒機會。

29 乳癌患者體內的茄紅素含量較低？

國外的研究發現，血液內茄紅素含量愈低，似乎罹患乳癌的機率愈高。研究中針對居住在美國密蘇里州的一百零五位乳癌患者，檢測血液中的茄紅素、胡蘿蔔素、葉黃素、黃體素、維生素A、維生素E等，來了解乳癌與這些營養素的關係。結果發現，只有血液中茄紅素濃度與乳癌發生率呈顯著負相關，亦即血液中的茄紅素含量，可能與乳癌的罹患風險有關。

另一項國外的研究也發現，茄紅素攝取量和乳癌發生率呈負相關。研究中針對居住在瑞士的四百位乳癌患者和四百零五位對照組，利用包含六十四種食物在內的食物頻率問卷，記錄這些受訪者的飲食狀況，然後分析營養素和乳癌的相關性。結果發現，茄紅素、葉酸等營養素攝取量與乳癌罹患率呈負相關，也就是說，茄紅素、葉酸等營養素攝取量愈高，似乎乳癌罹患率愈低。

30 乳房自我檢查要怎麼做？

前面我們已經提到乳房自我檢查的重要性，所以這裡我們就來學習正確檢查乳房的方法。

乳房檢查通常分為四大項：

1. 面對鏡子，雙手自然垂放於身體兩側，來比較兩邊的乳房是否對稱；接著看看皮膚的表面有沒有異樣的變化；然後輕輕的捏捏看乳頭，看有沒有異常分泌物；最後兩手向上舉，再重複觀察一次。

病例

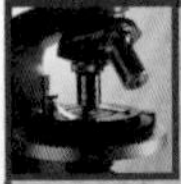

雪莉是個虔誠的摩門教徒，育有四女二男，她和先生巴比住在加州舊金山區附近，幾個女兒因受隔代遺傳影響，均為聾啞人，長年居住在猶他州，因為當地是摩門教大本營，女兒的聾啞問題，可以因教會善心人士協助，獲得相當大的生活品質改善。

雪莉的長子和最小的兒子則仍住在加州，她閒暇時就幫大兒子照顧小孩，但也常常往猶他州跑，雖是家庭主婦，也十分繁忙。去年雪莉從猶他州返回加州不久，突然覺得身上有硬塊，進一步自我檢視，乳房發現硬塊，覺得可疑，結果經醫師斷定是乳癌。

醫師採用小手術切除雪莉左乳部分，然後使用放射線治療，現在情況大致良好，醫師囑咐雪莉兩年內應每兩個月定期檢查一次，兩年以後，每年檢查一次，以防乳癌再發。

2. 平躺下來，找一條毛巾或小枕頭墊在要檢查的肩膀下面，然後將食指、中指、無名指併攏，從乳頭開始以螺旋形的方式向外觸摸，要注意每一個部位都要摸到，乳房檢查完後，還要檢查乳房周圍的淋巴結（包括鎖骨上、胸骨、腋下、腋窩），檢查完之後再換邊重複一次。

3. 抬頭挺胸的坐起來，將一手放在頭部後方，再重複以上步驟檢查該側乳房及淋巴，然後換邊（三個步驟中只要一個步驟發現問題，就應該提高警覺，盡速找專科醫師檢查）。

Q31 胃癌和醃漬食物、煙燻燒烤脫不了關係？

胃癌是台灣常發生的癌症之一，多發生於五十至七十歲，男性的發生率是女性的兩倍，但若是四十歲以下就發病者，女性的罹患比率反而較高。

一般來說，胃癌的發生跟飲食有很大的關係，如喜歡實用醃漬食物或煙燻燒烤者，胃癌發生的機率會比喜好實用新鮮蔬果的人高得多；除此之外，有家族史、A型血型、胃部原本就有慢性疾病（如胃部息肉、萎縮性胃癌、胃幽門桿菌感染），或曾經動過胃部切除手術者，發生的機率也會比一般人高，要多加防範。

早期的胃癌症狀並不嚴重，有些病人甚至完全沒有感覺，而有感覺者也

病例

淑婷最近吃東西的時候，常有不容易下嚥的感覺，除了明顯覺得食物通過外，並有刺痛感和梗塞感，並伴隨著心窩痛，這些症狀都是不久前出現第一次之後，就時常再發生。另外，她在吃較硬食物時，則會有東西好像掉入胃的感覺，尤其是喝熱湯冷飲，這種感覺更為明顯，其中又以第一口的感覺最明顯。

淑婷曾從醫療保健書籍中得知，這些都是胃癌的初期徵狀。醫師則勸淑婷不要緊張，因為這些症狀也可能是賁門痙攣、胃潰瘍、胃炎、胃下垂或是胃息肉的症狀。如果女性受到強大刺激而歇斯底里，也會有一樣的情形。

醫生又說，淑婷的的症狀和食道癌也很接近。如果真是癌症，且等到惡化時才發現，那麼她就會逐漸消瘦，並不時的想嘔吐，有時也會吐出來，並有胃痛或上腹部產生笨重感等症狀。

還好搞了半天，原來是因為淑婷最近工作壓力大，下班忙著把小孩從保母那裡接回來，又要煮晚餐，過度緊張而導致輕微的胃炎。

只有輕微腹脹、噁心、食慾不振等，很容易跟一般的消化性問題搞混，而錯失治療機會，因此平時就要注意這些情形，如果症狀持續兩個星期以上，就應該要到醫院做檢查。

胃癌的治療方式以手術為主，只要早期發現的話，治療可以達到很不錯的效果。

32 胰臟癌早期症狀不明顯？

胰臟位置在左上腹部，能夠分泌消化酵素，是人體的消化器官之一，且由於它與血糖控制有絕對的關係，更顯出它的重要性。

胰臟癌的發生機率男性較女性多，而吸菸、長期飲酒、喜愛高脂肪性食物或其他的胰臟慢性病，都是可能增加誘發機率的原因。另一方面，雖然胰臟癌的發生年齡大都較晚（大都是六十至六十五歲），但由於近年人們的飲食普遍不當，因此這個癌症的發病年齡也有愈來愈年輕的趨向，需要多加注意。

胰臟癌早期的症狀並不明顯，因此很容易被忽略，隨著病情的進展，病人有時會有體重減輕、倦怠、不明發燒、上腹部疼痛（尤其脊椎伸展時更痛，若屈曲時則好轉）、全身發癢、阻塞性黃疸、腹脹、噁心嘔吐、腹水、血糖異常等現象。

胰臟癌的治療方式還是以手術優先，有時也會輔以其他療法來做症狀控制或減輕痛苦，但其實胰臟癌不容易早期發現，而且治療效果不好，因此只有

病例

玉珍自畢業後，因喜愛音樂，於是在一家著名的樂器行工作。她沒有女強人的慾望，對於因工作之便，偶爾能獲得機會聽著名演唱會，或至音樂廳觀賞的現況，也十分滿足。幾年下來，自己雖沒有遇上合適的對象，但她既不失望，也能滿足於單身生活。

最近，她突然覺胃口不佳，吃不下東西，尤其是稍微吃到帶脂肪的菜餚，就會拉肚子。原本以為是經常光顧的小吃店衛生不佳，但是玉珍吃自己做的便當也是如此，上腹部又有持續性和與用餐無關的鈍痛。

於是她入院檢查。經由同位元素診斷及十二指腸纖維鏡研究出來的X光顯影法和胰血管顯影法，終於證實為胰臟癌。

靠健康飲食、規律生活和定期的健康檢查來做到預防及早期發現，才可以降低胰臟癌的威脅。

33 攝護腺癌是老男人的長壽病？

攝護腺又稱為前列腺，是男性的一種性腺，它位於膀胱頸出口處，環繞著尿道，大小和外型有一點像核桃，所製造出來的黏液會構成精液的一部分，以延長精子的活潑度。

攝護腺癌常見於五十歲以上的男性，但確切的病因還不清楚，只能推測其可能與遺傳、荷爾蒙、飲食、環境、感染有關。與肝癌、肺癌之類的癌症相比，攝護腺癌的惡性小得多，早期的攝護腺癌治癒率甚至高達百分之八十至百分之九十，也就是說只要早期發現，大部分患者都可以回復正常愉快的生活，但雖是如此，攝護腺癌依舊是不能小覷，否則一旦病情延誤，極有可能發生骨頭轉移，造成治療的困難及增加病患的痛苦，最終危害到生命。

34 要怎麼發現攝護腺癌？

攝護腺癌的症狀包括排尿困難、頻尿、有尿意但無法排出尿液、尿道易感染、小便水流細小、血尿等，這些症狀幾乎都跟攝護腺肥大很類似，所以常被忽略，若已經到貧血或骨頭疼痛時，便屬晚期了，因此所有的男性朋友都應該提高警覺。

目前檢驗攝護腺癌的方式有許多種，其中最簡單且易執行的就是肛門指診，也就是泌尿科醫師用手指從肛門進入來觸摸攝護腺是否有不正常的腫大。

除了指診外，血液檢查也是常用的方式，血液中有一種東西稱為攝護腺特異抗原（PSA），一旦此數值升高，又合併指診異常的話，醫師就會再進一步做超音波及組織系統性切片，來確定是否為攝護腺癌，然後選擇適當的治療方式，幫助病患回到健康的人生。

35 愛吃番茄的人，攝護腺癌罹患率較低？

跟據哈佛醫學院與多家研究中心合作的研究顯示，攝取番茄製品，可以降低罹患攝護腺癌的風險。研究中針對四萬多名男性的飲食做問卷調查，經由長時間的追蹤，期間共有兩千四百多位罹患攝護腺癌，而從他們的飲食當中發現，每週食用超

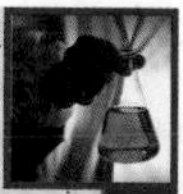

癌症小常識

＊攝護腺特異抗原（PSA）：攝護腺特定抗原是男性攝護腺健康的指標，當攝護腺出現肥大、慢性發炎或罹患攝護腺癌時，PSA指數就會升高。目前可透過抽血即可測得PSA指數，正常男性PSA應在4ng/ml以下，七十五歲以上男性PSA值則應在5.5ng/ml以下。

過兩次番茄及其製品較多的人，與每週少於一次的人比較，罹患攝護腺癌的機率顯著較低，而每週吃十份番茄或番茄製品的人，比從未吃番茄的減少百分之三十三的攝護腺癌罹患率，即使每週只吃一次番茄的人都能減少百分之二十三的罹患率，也就是說多吃番茄，能有效減少罹患攝護腺癌的風險。

36 什麼是子宮頸癌？

子宮頸癌是女性常見的癌症，甚至有女性頭號殺手之稱，其危害可見一斑，但其實只要婦女朋友平時多注意自己的身體，還是

病例

林總已年屆七十，旗下擁有各式機構，雖然均交由三個兒子分別掌理，但舉凡關鍵性的問題，兒子還是要請示老人家一番，以示尊重，所以雖說是退休，但整日約見拜訪的人潮不斷，可說是退而不休，加上事業遍及東南亞、大陸及美國，他有時也得跑跑看看，雖然忙碌，倒也怡然自得。

林總每年均做全身健康檢查，平時有高血壓之外，可說是身體硬朗。儘管如此，他最近還是覺得不太對勁，尿液經常無法順利排出，甚至一滴也沒有；腰和坐骨神經都會疼痛。他懷疑是原有的攝護腺肥大症又復發，後經醫師診斷，確定是癌症，但是還是要進一步做檢查，再決定採用手術或併用放射線化學療法。

能夠早期發現、早期治療，而得到良好的預後。

一般而言，子宮頸癌容易發生於較早有性經驗的女性，若性伴侶不固定、甚或罹患過性病的女性則更加危險，但這並不是絕對，所以每個婦女朋友有過性經驗後，都應該定期檢查，而如果出現以下症狀，更是要特別注意：

1. **陰道出現不正常的分泌物**：婦女朋友平時應該多注意自己陰道的分泌物，如果有量或質的改變（數量增加、發出臭味甚至出現血絲）就要提高警覺，盡速處理。
2. **陰道出血**：除了生理期外的出血都要注意，如運動後、停經後或性交後的出血等。在治療方法上，一般以手術為主，尤其是早期且體力良好的病患。如不適合開刀者，則考慮施行放射線治療或化學療法。

37 什麼是子宮頸抹片檢查？

子宮頸抹片檢查是目前醫學上防範子宮頸癌的利器之一，它可以幫助婦女朋友在出現症狀前，就發覺癌症的存在，進而早期治療，有效提高治癒率。

子宮頸抹片檢查的過程相當簡單快速，也不會疼痛。首先，醫護人員會讓受檢查者躺下，然後醫師使用鴨嘴狀的陰道擴張器來撐開陰道後，再以特製的木片將子宮頸和其四周做細胞的刮取，完成之後就將樣本送病理檢查。

一般來說，只要有過性行為的女性，都應定期檢查，現在的全民健保也提供三十歲以上的婦女朋友每年一次的免費篩檢，若連續三年為陰性者，則會視情況調整檢查間隔。婦女朋友在選擇檢查的時間時，應避開生理期，同時檢查前兩天不要沖洗陰道，也不要使用潤滑液、陰道塞劑或其他由陰道置入的藥物，以免造成檢查結果的異常，另外前一晚也應該避免性行為。

38 什麼是人類乳突病毒？跟子宮頸癌有什麼關係？

人類乳突病毒是一種微小的DNA病毒，目前已經發現七十幾種類型，而其中有差不多半數的類型會發生在肛門和生殖道，常容易造成多種的良性腫瘤或惡性腫瘤（癌症），醫學上也將其分類為高危險類型病毒與低

病例

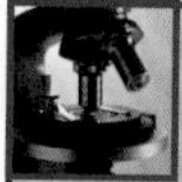

小麗擔任酒店公主多年，剛開始也是因為只有高中學歷、家裡的經濟負擔又重，在沒有一技之長的情況下，經由同學介紹，她進入這一行，陪人喝酒、談天就有收入，有時遇到貴客，出手更是大方。為了自己身上的名牌服飾、法國香水，加上供養父母、買車子、買房子的需要，她放棄轉行打算。一轉眼三年過去，她不僅在內湖幫父母買了房子，自己也擁有一部日本車，當然，也是紅牌公主。

平時有些不舒服，小麗就在中山北路附近的診所看看。但最近在經期前後，她常有不正常出血，原先以為是因生活起居有些改變，出國旅遊回來又趕著上班的結果；但是除了出血，又有一些分泌物，並且帶有異味，已經影響到她的工作了，於是趕快到台大醫院檢查。

經由陰道白帶抹片檢查，發現可疑細胞；經過複檢，再做陰道擴大鏡檢查，發現可疑部位，醫生又做切片，終於確定小麗得了子宮頸癌。由於是癌症第二期，醫生認為小麗體力還不錯，於是選擇動手術。

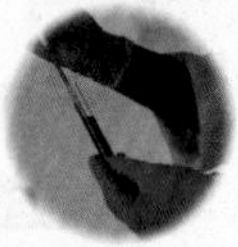

危險性病毒，根據統計，近九成的子宮頸癌患者都曾感染過高危險性的人類乳突病毒，因此醫學上已經將受高危險性人類乳突病毒感染的婦女，列入子宮頸癌的警示之一。

人類乳突病毒的檢查，可以與抹片檢查搭配，使得早期的發現率更高，且對於許多情形特殊的婦女（如曾接受放射線治療），則更可以降低偽陰性及偽陽性的發生。一般而言，如果人類乳突病毒的檢查與抹片檢查都正常者，可以將檢查的間隔時間延長，若兩者中有一個出現異常，則應該縮短間隔時間，最好每半年檢查一次，如果兩者都異常，就可能要準備做切片來確定是否已經罹患癌症了。

39 腸癌是不吃纖維惹的禍？

腸癌為結腸直腸癌的統稱，是一種跟飲食有極密切關係的癌症，大都發生於五十至六十歲間。人類攝取食物後，需要靠消化道經過複雜的程序來轉換為養分，但當食物攝取不均衡時，便會帶給身體很大的負擔，尤其是大量攝取高蛋白、高脂肪、精緻食物（過度烹調使纖維質減少的食物）的人，得到腸癌的機率會比一般人大得多，反之如果攝取較多纖維質食物者，腸道蠕動較順利，就不容易因為毒素堆積而得到腸癌。

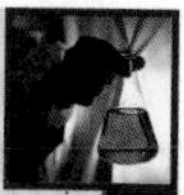

癌症小常識

＊子宮頸癌疫苗：現有的子宮頸癌疫苗能降低子宮頸癌七成的感染率，衛生署認定這種疫苗目前只適用九至二十六歲的女性。根據實驗結果顯示，目前的子宮頸癌疫苗除了子宮頸癌，其他的外陰癌、陰道癌及生殖器疣（如菜花等），在預防上也頗具功效。

除了飲食之外，以下的人得到腸癌的機率也比一般人高，需要多加留意：

1. 有腸癌家族史的人。
2. 有家族性大腸息肉的患者。
3. 患有潰瘍性大腸炎的患者。
4. 有克隆氏病的腸炎患者。

40 腸癌會有什麼症狀？

腸癌早期的症狀不明顯，且會依生長的部位而有所不同，如生長在右側大腸，會出現食慾不振、噁心嘔吐、腹脹痛、消化不良、貧血；生長在左側大腸，糞便會帶血或不明黏液，且排便習慣會改變（如次數增加）；而生長在直腸，則會有頻繁的便意感、排便疼痛、排便阻塞的問題。其他包括體重減輕、倦怠等症狀也常會發生。

如果有上述情形，且持續存在時，就應該要找專科醫師診察，以免延誤病情，另一方面，就算沒有出現症狀，在四十歲後也應該要每年做一次糞便潛血測試，且每二至三年做一次直腸鏡檢查，才能夠完善的保護自己，不受腸癌的威脅喔。

病例

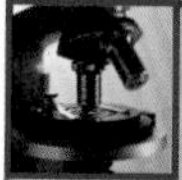

董先生今年六十歲，在美國取得博士學位，於德州工作幾年之後，適逢台灣開發新竹科學園區，於是他回台灣自設公司，從事半導體工作，加州則設立分部。因為業務提升，產品頗獲好評，又在大陸設立辦公室，於是這一兩年，他經常在大陸、美國和台灣三地跑。

董先生的健康情況一直不錯，只是最近偶爾有些腹痛、腹脹；雖然體重有些減輕，但他以為是胃口不好的緣故。偶有肛門出血，則認為是痔瘡。經由檢查，董先生的癌瘤已侵蝕腸膜下層，並有息肉。後經切除原發部位上下五公分後，因病灶低，且大腸幾乎切掉大半，須做人工肛門。

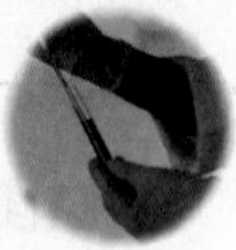

◆癌症的治療方式和注意事項

41 癌症有哪些治療方法？

現代的醫學愈來愈進步，癌症治療也有愈來愈多的方法，醫師會先評估癌的發生部位、種類、大小、有無轉移，還有患者本身的身體狀況，來決定治療方式，目前常用的療法有三種，分別是外科手術治療、放射線治療、藥物治療。

1. **外科手術**：外科手術是歷史悠久的治療方式，對於未轉移的癌症有非常良好的效果，有時外科手術也會視情況合併摘除附近的淋巴，以達到更完整的治療。手術治療常搭配放射線治療，至於兩者的先後，則要由醫師評估。

2. **放射線治療**：有些種類的癌特別怕放射線，因此能達到很好的效果（如鼻咽癌），且因為它的局部使用方便，其他的腫瘤也會使用此法來控制癌細胞

（如皮膚癌），但有些癌症則不太適合此法（如骨癌），需要其他的治療方式。

3. **化學藥物治療：**對於某些對藥物特別敏感的癌症，或已經轉移開來的癌症，藥物治療是一個不錯的選擇，但化學治療的用劑對細胞有毒性，它不只會屠殺癌細胞，同時也會傷害正常的細胞，因此要特別注意副作用。

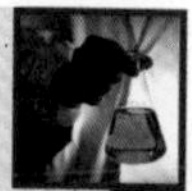

癌症小常識

* 腫瘤標記：腫瘤標記就是一些可以代表腫瘤存在的指標，可藉由檢驗血液、體組織或尿液測出這些指標物質。腫瘤標記高並不代表一定罹患癌症，而數值正常並不代表體內沒有腫瘤，目前腫瘤標記大都是用來評估癌症治療的效果及檢測是否復發。如果正常人測出腫瘤標記偏高，不用過度驚慌，應立即尋求資深的腫瘤專科醫師協助。

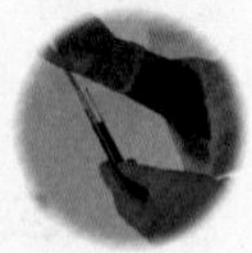

42 癌症手術治療有哪些種類？

癌症手術大抵可分成三類：

1. **原發性癌症切除**：用於局部的惡性腫瘤切除，如乳癌、胃癌等，是常使用的方法。
2. **縮小範圍的切除**：某些手術的目的是減少癌症的範圍。有時候癌症就算已經擴散，醫師還是會選擇先使用手術來切掉所有能切除的腫瘤，然後再搭配放射線治療或化學治療來打擊癌症。
3. **轉移的腫瘤的切除**：有時候癌症轉移到某些部位，醫師會選擇切除轉移的部分，來遏止癌症擴散。

43 接受手術前需要做什麼準備？

1. **做相關檢查：**配合護理人員做所有手術前的檢驗，如抽血、心電圖等。
2. **簽署手術及麻醉同意書：**除了意識不清、精神異常或未滿十八歲的兒童外，都應該親自簽署同意書，在簽署前，您有權利要求醫療人員充分解釋您的疑問。
3. **清潔皮膚：**通常醫院會希望您在手術前沐浴，來減少皮膚上可能造成術後傷口感染的微生物，除了沐浴外，有時醫院也會幫您刮除體毛來達到清潔的目的。
4. **禁食：**如果您的手術採全身麻醉，便需要禁食八小時以上，禁食的內容包括所有的固體食物、液體食物及開水。
5. **灌腸：**如果是腸胃道、骨盆腔或會陰部開刀時，需要先灌腸以利手術的進行，若您是腸道手術，則還需要在手術前幾天就開始調整飲食，或使用某些藥物來控制糞便的性質及量。

6. 卸妝及指甲油：如此才可觀察您的指甲及唇色，來判斷是否有缺氧的情況。

7. 測量體溫、脈搏、呼吸、血壓：以確定您的情況能夠接受手術。

8. 取下身上所有可能脫落的物品：如髮夾、項鍊、假髮、活動假牙、眼睛或隱形眼鏡等。

9. 穿戴手術衣帽，並確認手圈上的資料。

10. 排尿／導尿：可避免麻醉中尿失禁，或手術後尿液滯留的情況。

11. 藥物使用：依照醫師指示使用各類藥物，如鎮定劑、抗生素等。

Q44 手術後有什麼需要特別注意？

1. 多做深呼吸及咳嗽：使用腹式呼吸，並配合吐氣時咳嗽，可幫助肺部擴張及排痰，降低肺炎的發生機率。

2. **按指示使用藥物**：您可能會需要使用某些止痛劑或抗生素，來幫助您達到舒適或預防感染的效果。
3. **多翻身**：長時間躺臥同一姿勢，容易造成皮膚因壓力而受傷，除此之外，翻身還能促進腸道蠕動。
4. **床上運動**：手術後，可在床上做一些簡單的關節活動，來幫助血液循環，避免血栓發生，而特殊的手術（如乳癌手術），護理人員會指導做特殊的運

癌症小常識

＊血管新生（angiogenesis）：癌細胞會藉由分泌血管生長因子，誘導附近組織血管內皮細胞增殖，形成新的微血管，亦即血管新生。血管新生可以供應腫瘤養分與氧氣，進而促進腫瘤快速生長及轉移。如果可以抑制這些血管的新生，理論上就可能達到「餓死」癌細胞的目的，所以目前許多科學家都朝此方向來找出抗癌的有效方式。

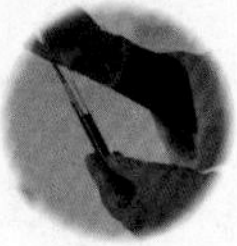

動，來幫助預防術後的併發症。

5. **早期下床**：早期下床可以幫助肺部擴張、胃腸蠕動，同時還可以促進傷口癒合，故當醫師或護理人員告知可下床活動後，應盡早實施。

6. **保持各類管路的暢通**：活動時小心各種管路（如傷口的引流管、點滴管、尿管等），避免壓迫或使其脫位。

7. 出院時護理人員會指導您換藥的方法，請確實執行，若您返家後出現發燒、傷口紅、腫、熱、痛的話，請立即返診求助。

45 什麼是放射線治療？

所謂的放射線治療，是指使用游離的輻射線來殺死癌細胞，藉以達到控制癌症的目的，是臨床上非常常見的治療方式。

一般來說，放射線治療是強調「局部控制」，可以輔助手術切除的不足，或降低整體的復發機率，也由於它對器官的外觀和功能的傷害性較小，且不需要麻醉，門診即可治療，是非常方便的方法。

46 什麼時候需要做放射線治療？

放射線治療通常與其他治療配合，在手術前使用放射線治療可以縮小腫瘤，來減少手術對組織的傷害，而手術治療後的放射線治療則可以清除術後殘餘的癌細胞，或可能的淋巴轉移；而某些腫瘤（如頭頸部腫瘤）也可能使用放射線合併化學治療，但因其副作用較大，病患是否能承受，還有賴醫師評估。

除此之外，對於手術過於困難，或病人的狀況無法接受手術時，放射線治療可能是唯一的治療方式，其目的有時是為了根治癌症，也可能是用來幫助控制癌症、減輕痛苦。

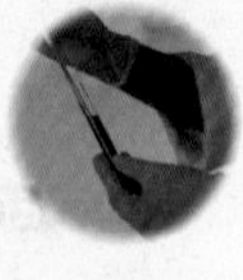

47 放射線治療是如何進行？

放射線治療的原理，是利用放射線對腫瘤的傷害大過於正常組織，也就是正常組織會恢復得比腫瘤快的原理，來分次進行治療，以期降低副作用的傷害。放射線治療每次進行數分鐘，每週約五至六次，通常依病情的嚴重度來決定治療的總次數，而其副作用則在治療後的三至四週開始出現。

48 放射線治療很容易讓人覺得很累？

放射線治療常造成病患感覺疲累，這可能有幾點原因：❶細胞（無論是癌細胞或正常細胞）因為放射線而壞死，使得蛋白質釋出而造成反應；❷因為組織受到破壞而影響功能，造成身體整體的疲勞；❸因為心理壓力過大，造成身體的疲倦。

而要改善疲倦，我們可以從以下幾點著手：

1. **為自己的一日活動做紀錄**：記錄自己每天的活動，並看看有沒有哪些是可以減少的，試著以輕鬆的運動（如散步）來代替較激烈的運動或完全不動，這樣不只可以減少疲累，同時也可以維持身體的機能。
2. **充足的睡眠**：每晚最少睡八小時，中午也可睡個午覺來補充體力。
3. **減少工作的時間**：減少工作的時數，或暫時在家休養，以儲備充足的體力來對抗病魔。

49 放射線照射會不會傷害皮膚?

放射線的確會對皮膚造成傷害，這幾乎是放射線治療一定會面臨到的副作用，一般來說，皮膚受損的情況並不會立即產生，但也有少數病患會在一天之內，感覺到被照射的皮膚有短暫的溫熱。而持續治療二至三週後，照射部位會開始發熱，接下來局部的皮膚會變紅，這時皮膚可能會發癢，照射部位的毛髮也可能掉落，再經過一週，皮膚會轉變為乾性脫屑，且因色素沉澱而變色。

一般來說，治療會在這個階段停止，但有些情況下會繼續進行，或因為搭配化學治療，而使得皮膚的損害更形嚴重，造成濕性脫皮。

50 如何減輕放射線對皮膚的傷害?

1. 不要使用鹼性肥皂或任何藥水清潔照射部位：清潔照射部位時，請用微溫的清水輕輕沖洗，洗完後使用毛巾或面紙將之拍乾或印乾，切勿摩擦，而後可使用些許嬰兒粉來增加舒適及減少衣物的刺激。

2. **禁用傳統刮鬍刀**：頭頸部接受放射治療的男性，應該改用電動刮鬍刀，避免傳統刮鬍刀造成皮膚的傷害。

3. **穿著舒適的衣物**：最好採用棉或絲織品來減少對皮膚的摩擦傷害，如果照射部位在頸部，則應避免打領帶，或使用任何絲巾、圍巾，以免造成壓迫或摩擦。

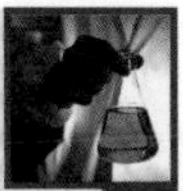

癌症小常識

* 光子刀：光子刀是以集中型放射線來治療腫瘤，可使中心點的病灶因集中受到照射而遭到破壞，而周邊的正常組織則只接受少量的放射線，所以不會一起受到影響，是既安全又有效的治療方式。

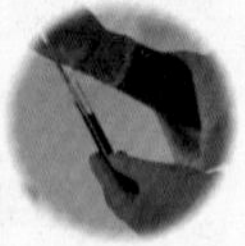

4.避免陽光直接照射：陽光對皮膚來說也是一種刺激，尤其是對放射線治療後的皮膚更是如此，所以病患一定要避免自己照射的部位曝曬在陽光下。

5.不可擅自塗抹藥物：如果皮膚乾燥脫屑時，可使用嬰兒油或綿羊油滋潤，但若未經醫師許可，切記不可塗抹任何藥物。

51 放射線治療後，吃不下東西怎麼辦？

頭頸部放射線治療的患者，由於咽喉與唾液腺被破壞，因此可能會帶來味覺改變、口乾、黏膜發炎的症狀，如果情況嚴重，很可能導致患者因疼痛而無法進食，使得營養失調，甚至造成感染，以下我們就來看看如何避免這些情形。

預防感染方面：

1.在化學治療前，先將口腔問題（如蛀牙、膿包、牙齦炎）治癒或做良好控制，並向牙醫師詢問化學治療期間如何照護。

2. 使用軟毛牙刷，並注意牙刷的清潔。
3. 餐後立刻清潔口腔。
4. 使用無酒精成分的專用漱口水。
5. 如發生潰瘍請告知醫護人員。

對於口腔疼痛或進食減少，病患可攝取高熱量及高蛋白的食品，同時可以多吃些香蕉、木瓜等較容易咀嚼的水果，或將水果打成果汁，另一方面，冰淇淋是很不錯的選擇，因為它不只能夠減少疼痛，熱量也高。若依舊難以下嚥，則可求助於您的醫師，開一些能夠幫助您的藥物，如局部麻醉藥或止痛藥等。

52 什麼是化學治療？

所謂的化學治療就是指以化學藥物來治療疾病，原先是泛指所有化學藥物，如抗生素等，但近年來已經成為癌症治療的專有名詞。化學治療可以單獨使用一種化學藥物，也可以混合多種藥物使用，醫師會依據您的身體情況，選擇最適當的治療藥物。

化學治療有時被單獨使用，有時也會跟其他治療方式（外科手術、放射線治療）合併，來殺死殘存在身體裡的癌細胞，這種化學治療方式稱為輔助性化學治療。

53 化學治療要怎麼做？

化學藥物的給予方式，會依腫瘤的種類及所選用的藥物而有不同，通常有以下的方式：

1. **靜脈注射**：這是化學治療最普遍的方式，注射的方法有兩種，第一種是像一般點滴一樣從手部或前臂的靜脈來注射，但這些靜脈較細，若藥物毒性太強，就會導致血管硬化受損，因此很多醫師會選用另一種方式，也就是導管注射。

導管注射是將一條細薄的管子放在較大的靜脈裡，再由導管直接將藥物打入，大的靜脈有足夠的血流可以快速稀釋藥物，以降低對血管壁的傷害，也免去每次找血管的麻煩和疼痛；此外，導管也可用來放置於其他部位，如腹腔、膀胱等。

2. **口服**：照一般口服藥物的服用方法即可。
3. **其他注射**：包括肌肉注射、皮下注射或直接於病灶內注射。
4. **局部塗搽**：將藥物直接塗抹於皮膚上。

54 化學治療要做多久？

化學治療的療程，要依據許多因素來決定，如癌症種類、藥物種類、治療目標

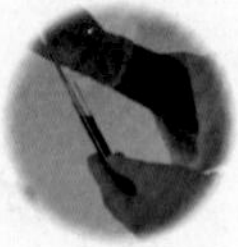

等，醫師會幫患者做整體的評估，來達到最大的益處。

在頻率方面，化學治療通常是間歇性的執行，來讓身體有休息的機會，以便製造正常細胞及恢復體力，但須特別注意的是，無論您接受的治療是何種頻率，都一定要按照計畫表來進行，否則藥物便無法達到最佳功效，若有特殊情形，須與醫師討論。

另外，在化學治療中，醫師會按時檢測患者的血液，來確定身體可以承受要施予的化學藥物，如果數值不足，化學治療也會暫緩施行，直到該數值恢復。

55 為什麼化學治療會有比較大的副作用？

化學治療所使用的化學藥物，雖能夠殺死快速生長跟分裂的癌細胞，但同時也會傷害到身體中其他生長分裂快速的正常細胞，如骨髓的造血細胞、消化道細胞、毛囊細胞等，同時化學治療的藥物也可能會進一步影響到心臟、腎臟、肺臟等重要的器官，導致人體的不適。

當化學治療結束後，大部分正常的細胞都會很快的恢復，許多副作用也會逐漸消失，雖有某些副作用沒有這麼容易去除，但現代進步的醫學已經能夠盡量將危害降低，若您有疑慮，可以要求您的醫師給您詳盡的解釋。而最重要的一點是，化學治療的副作用是因人而異的，患者並不一定會經歷所有的副作用，也可能只是輕微的反應，這一切都要看所選用的藥物或病患本身的體質。

56 化學治療的時候覺得噁心想吐怎麼辦？

化學藥物會影響胃部、大腦嘔吐中樞（可能任一或兩者皆有），而讓病患感覺到噁心想吐，這種反應的時間長短與反應的程度，會因人或藥物的不同而異，有人較為嚴重，也有人完全沒有感覺，但如果噁心嘔吐的情況非常嚴重，且超過二十四小時，或吐到連液體都無法吞入，請立刻與醫師聯繫。

至於要減輕噁心嘔吐的反應，可以嘗試以下方法：

1. 少量多餐，細嚼慢嚥，且不要再進食中或前後一小時內喝液體。
2. 避免太甜或太油的食物。
3. 若噁心嘔吐的時間集中在早上，且沒有口腔潰瘍或口乾的問題的話，可以試著在起床前吃一些餅乾之類的乾燥食物。
4. 喝涼的果汁（最好是天然果汁）或口含冰塊。
5. 避開刺激性的味道，如煙味或香水味。
6. 用餐時可以聽點音樂來保持心情愉快，餐後坐著休息片刻，且兩小時內不要平躺。
7. 若打化學治療藥物時會想吐，則避免在治療前進食。

57 化療後頭髮一直掉怎麼辦？會再長出來嗎？

掉頭髮是化學治療最常見的副作用之一，因使用藥物或病患的體質不同，掉髮的程度也不一樣，但別太擔心，治療結束後，大部分的患者都能再度擁有一頭秀髮。

如果要減少掉髮及保護頭皮，可以嘗試以下方法：

1. 使用低刺激的洗髮精，並用低溫吹髮。
2. 用軟質、空隙大的梳子來整理頭髮，同時禁止使用髮捲造型。
3. 不要染髮或燙髮。
4. 如果頭髮大量掉落，請用傘、帽子等遮陽物來保護頭皮，避免陽光直接照射在裸露的頭皮上。

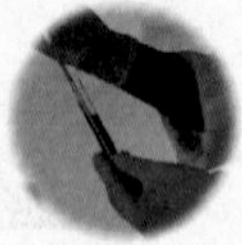

58 為什麼化學治療時比較容易感染疾病？

化學治療會讓免疫力下降，這是因為藥物傷害了我們身體的強大防護網——白血球，當白血球不足時，我們的身體就很容易被各種細菌、病毒所侵犯，而讓本來就虛弱的身體雪上加霜。為了避免這種情形，醫師會定期檢查患者的血液，若白血球數量太少，就會暫時改變治療的時間或劑量。

須特別注意的是，在化學治療期間，白血球數目一定會降低，因此一定要盡量做到以下幾點來保護自己：

1. 經常洗手，特別是吃飯前或如廁後，且平時不要隨意用手觸摸口鼻。
2. 避免到人多的公共場合，如無可避免則要戴上口罩，且不要接觸已經（或可能）帶有傳染病原的人（如感冒患者或剛注射活菌疫苗的小孩）。
3. 排便後小心清理肛門，避免受傷，若有不適請告知醫師。
4. 避免身上出現任何傷口，同時使用軟毛牙刷，若不慎出現傷口，應立即保持傷口清潔。

5. 每天用溫水洗澡，洗完後用毛巾把皮膚輕輕拍乾，完畢後可以上點乳液來減少乾燥。

6. 在可能接觸到感染原（如清理寵物糞便）時戴上手套。

7. 除非醫師特別允許，否則不可注射任何疫苗。

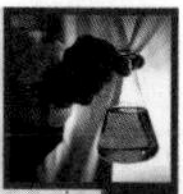

癌症小常識

*「標靶治療」（Targeted Therapy）：傳統的化療藥物不僅殺死癌細胞，還會殺死正常細胞，因而許多病人熬不過多次的化療。標靶藥物鎖定特定癌症「對症下藥」，不會傷到正常細胞，也使病人的體力不致大幅滑落，因而有更多的力量對抗癌症，因而有取代傳統化療的趨勢。

59 化療後為何容易感染？

由於接受化學治療的患者免疫力會降低，因此如果受到感染，就很容易產生各種併發症，因此一定要小心戒備，如果有感染跡象，就要立刻聯絡醫師來做適當處理。

通常感染的跡象有：

1. 發燒（醫師未同意前不可自行服用退燒藥，以免影響醫師診斷）。
2. 冒冷汗、寒顫。
3. 解尿後還不停有尿意感或排尿有灼痛感。
4. 嚴重咳嗽、喉嚨痛。
5. 傷口紅、腫、熱、痛。
6. 陰部發癢或有分泌物。
7. 腹瀉（腹瀉也可能是化學治療的副作用之一，應仔細辨別）。

60 為什麼癌症患者需要做心理建設？

有病友表示，剛聽到自己得到癌症的時候，簡直感覺到「五雷轟頂」，世界頓時失去色彩，在還沒有開始治療前，就已經很想投降了。

其實，有這種反應是很正常的，因為對於一個人來說，生命受到威脅幾乎就是最大的壓力，因此如何保持樂觀的心理渡過這樣的難關，就成了一個重要的課題。

已經有研究指出，當一個人情緒低落時，腦部所釋放的壓力荷爾蒙便會上升，這可能會導致免疫系統功能下降、細胞加速老化等不良的影響，同時低落的情緒也會使患者對治療失去信心與耐力，而降低與醫師的配合度，使得治療效果大打折扣，所以唯有良好的心理支持，才能幫助患者抬頭挺胸的邁出抗癌的腳步。

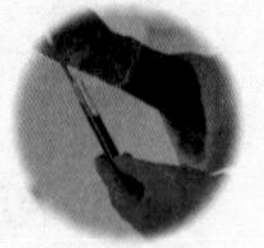

61 癌症病人面對疾病可能會有什麼心理反應？

當患者得知自己獲得癌症時，可能會經歷以下五個階段：

1. **否認**：病患會認為診斷方面有疏失，覺得：「這怎麼可能？」「會不會拿錯X光片？」「再重新檢查一次好不好？」
2. **憤怒**：在終於確定自己真的生病後，病患可能會出現憤怒的情緒，覺得：「我又沒做壞事，為什麼是我！」「老天爺瞎了眼了嗎？」
3. **磋商**：當憤怒結束後，病人可能會開始磋商：「如果我……是不是能活久一點？」「如果，我把財產都捐出去，是不是能夠多活一些時候？」
4. **憂鬱**：隨著診斷的確定與治療的過程，患者可能會出現憂鬱的情況，如對治療完全沒有動力，腦中充斥著各種負面想法。
5. **接受**：患者終於接受自己生病的事實，也願意配合治療，努力的使身體恢復健康。

須注意的是，不是每個患者都一定會經過這五個階段，有些患者可以直接跳到接受，也有患者始終停留在某一個階段；另一方面，這五個階段也沒有順序的必然性，有時經歷了磋商後，可能又出現憤怒。

62 癌症患者為何容易出現焦慮症？

焦慮是癌症患者最常出現的心理問題之一，也是很容易被忽略的一項。很多人都以為焦慮就是害怕，但其實這兩者之間還是有差異存在，那就是「害怕」是有對象的，如害怕打針時的疼痛，但「焦慮」卻常常沒有對象，而是一種「模糊的擔心」。

焦慮通常會以下列幾種方式呈現：

1. 不停的擔心自己的病情，害怕病情突然有劇烈變化，或害怕自己及身邊照顧的親朋好友會發生各種不幸的事件。

2. 手腳發麻、發冷或發熱、反胃或腹瀉、頻尿、冒冷汗、口乾、頭暈、心跳加速。

3. 全身緊繃、發抖、定不下心、易怒、坐立難安、容易被驚嚇、疲倦虛脫卻無法休息。

4. 對日常生活的注意力下降、忘東忘西、失眠。

63 癌症患者出現焦慮症該怎麼辦？

焦慮症的治療方式會依據焦慮的程度而有所不同，以下是最常使用的方法：

1. **認知治療**：陪同患者一起討論他們所擔心的問題，並與患者一同分析此擔心是否合理。如在醫護人員嚴密的把關下，會打錯藥物造成患者立即瀕臨死亡的機率有多少？

2. **放鬆訓練**：藉由一整個系統的練習，來讓患者體會到肌肉如何放鬆，患者或家屬可以詢問醫院的身心科或精神科，看是否有此教材或器具。

3. **藥物治療**：當上述兩種方式都無法減輕病人的焦慮時，可能就要輔以藥物的幫忙了，可請主治醫師會診精神科或相關科別（如身心科），來獲得適當的藥物。

64 癌症病患罹患憂鬱症會有什麼症狀？

憂鬱症在醫學上被分類為情感障礙疾病（mood disorders）之一，是一種情緒長期異常低落的情況，當心中負面情緒無法負荷的時候，便容易發生。

憂鬱症會帶來許多心理與生理的狀況，分述如下：

1. **心理症狀**：病患最常出現的症狀為情緒低落（表情哀痛、憂傷、自我譴責、沒有原因的哭泣、淡漠，甚至出現自殘的想法），同時會失去活動的動機

（覺得無聊、空虛、寂寞、對原本的嗜好也不再感興趣）。

2. 生理症狀：病患常出現的情況有睡眠問題（尤其是睡不著或過早醒來）、飲食障礙（癌症病患原本就容易因為治療而食慾不振，若併發憂鬱症則會更嚴重）、排泄障礙（便秘或腹瀉都有可能加重）、內分泌異常等。

65 癌症病患如果罹患憂鬱症要怎麼治療？

雖然常聽人說「心病還要心藥醫」，但其實對大部分憂鬱症患者來說，若能使用藥物來和心理治療並行的話，將可以帶來更好的效果。

1. 心理治療：包括認知治療、支持性心理治療等，一般不會在憂鬱的急性期施行。

2. 藥物治療：經過精神科醫師的專業評估後，患者可以拿到適當的藥物，須特別注意的是，憂鬱症藥物並不是馬上吃馬上見效，須服用一定的時間，等血液中藥物的濃度足夠後，才會開始顯出效果，所以千萬不要吃一兩天覺得沒效就不吃，在沒有醫師的指示下也不可擅自停藥，否則甚至可能會使症狀更嚴重。

66 當癌症患者面臨壓力時，親友該如何幫忙？

人在生病時容易脆弱，尤其癌症患者的疾病常常攸關性命，所以更需要親友的陪伴，但有時當病人有情緒反應時，家屬常常不知所措，甚至使用不當的方式來責備患者，使患者更加沮喪。

其實陪伴患者的重點可分為以下兩個：

1. 當病患處於急性情緒波動時（如剛確定癌症診斷時），應該要讓患者能夠表達和宣洩他的不安與傷痛，這時候不要使用阻斷情緒的話語（如不要哭、哭也沒用等等），如果不擅長言語安慰，一個擁抱有時候就是一個最好的支

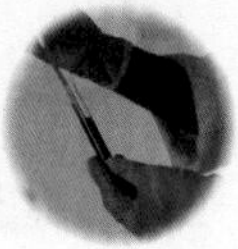

持。

2.平時陪伴病人時，可以多鼓勵患者談話，然後專注的傾聽，其中多注意其是否有偏斜的思考邏輯（如：我會生病一定是老天的懲罰、其實我早就該死……）。

67 什麼是病友團體？

病友團體通常是一種由患者組成的自發性組織，他們會提供諮詢，舉辦活動，並以過來人或同病相憐的身分，給予患者強力的心理支持，是對患者的心理很有幫助的團體。

在癌症來說，也有許多病友團體，有全科癌症的病友團體（如癌症希望協會），也有單科的病友團體（如乳癌的開懷協會等），已經有研究指出，有參與病友協會的患者，恢復情況通常較好。

如果要找尋適合自己的病友團體，可以上網找一些相關搜尋網頁（如台灣公益資訊中心等），相信可以讓治療更加有動力喔。

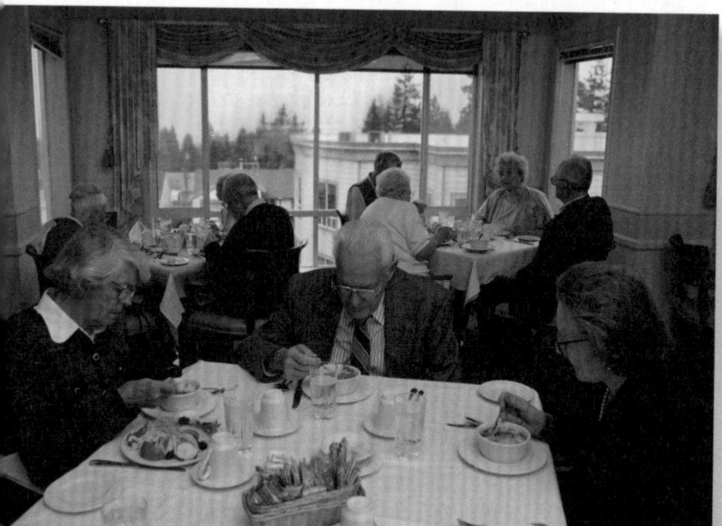

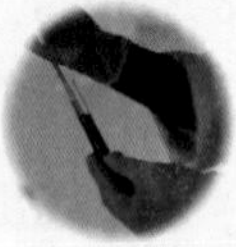

◆癌症時期的營養補充

68 如何利用營養篩檢來修正癌症病患的飲食？

營養篩檢之後大致將病人分成三類：高危險、中度危險及低危險群。

1. 高危險群：體重減輕（一個月內減輕超過百分之五平常體重；或六個月內減輕超過百分之十平常體重）。
2. 中危險群：最近幾星期內體重減輕超過平常體重百分之五。飲食攝取有明顯的下降。
3. 低危險群：表示營養狀況良好，體重穩定。

69 癌症患者有哪些症狀會成為影響營養狀況的危險因子？

國外研究發現，緩和醫療中心侵襲性癌患最常見的症狀困擾依序為虛弱（百分之六十）、疼痛（百分之五十二）、體重減輕（百分之四十九）、呼吸不順（百分之四十六）、便秘（百分之三十二）、食慾不振（百分之二十五）、噁心（百分之十四）、失眠（百分之十）、混亂（百分之九）等症狀，而這些症狀都直接或間接影

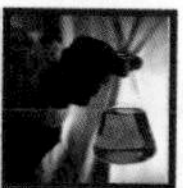

癌症小常識

＊醣代謝異常：癌症病患常會有醣代謝異常的現象發生，主要包含兩個部分，一是糖質新生作用增加，因為腫瘤細胞傾向經由厭氧途徑來代謝葡萄糖，不但無法有效產生能量，反而必須消耗更多的能量；二是組織產生胰島素阻抗性或葡萄糖耐性不良，會使血糖升高和體脂肪分解，如此會導致癌症病人每個月約流失零點九公斤的體脂肪。

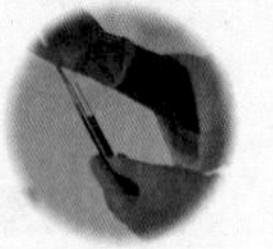

響病患營養狀況。

常用的止痛藥及抗生素會引起噁心嘔吐，而化學治療、放射線治療對於腸胃道以及藥劑也與噁心嘔吐有關，此外，腸道黏膜的破壞不但使得食物營養吸收受限制，其引起的疼痛也阻礙食物攝取。這些情況都會增加維生素及蛋白質缺乏及體重流失的危險。

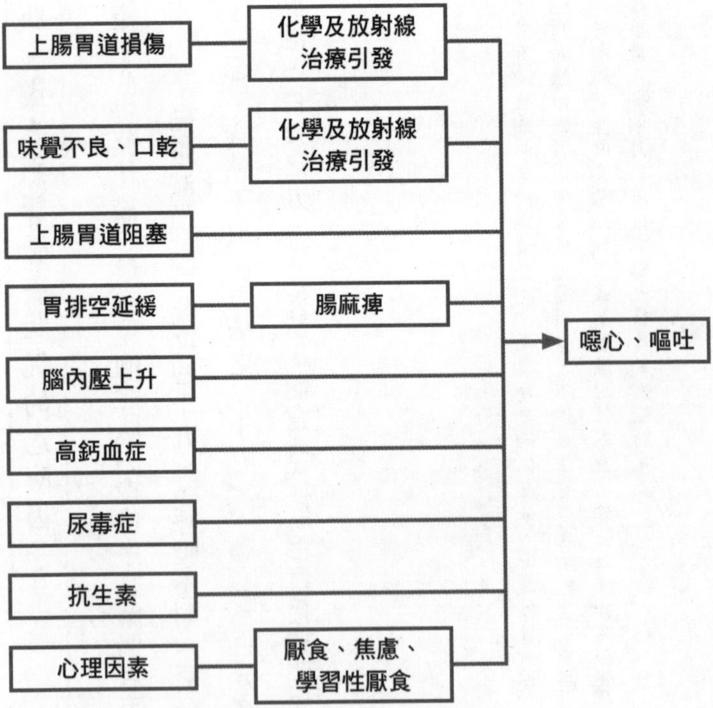

△導致癌症惡病質之噁心嘔吐的可能機轉

70 癌症患者吃得太營養，會使腫瘤長得更快？

常聽人說，癌症病人不能夠吃得太營養，免得讓癌細胞長得更快。其實這是錯誤的，研究已經證實，因適當補充營養而有充足體力的病患，整體的治療及預後情況都比營養失調的患者好得多，因此請不要猶豫，好好的補充適當的營養，儲備自己的戰力吧。

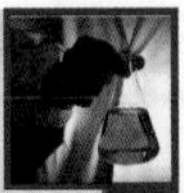

癌症小常識

＊惡病質：惡病質是宿主和腫瘤間因食物攝取量減少和荷爾蒙、新陳代謝異常所產生的結果，症狀包括體重減輕、倦怠無力、厭食、易飽感、嗜睡、蒼白、貧血、消瘦憔悴、電解質不平衡等。進行性的惡病質，會使病患營養狀況嚴重不良，為癌症患者罹病及死亡的主要原因。

癌症患者常因為營養狀況失調，導致身體代謝改變、組織修復能力降低、抵抗力減弱等等營養不良的狀況，這不僅僅導致體力衰退，甚至會造成厭食、體重下降、貧血，和反射減少，而讓病患成為所謂的「惡病質」（Cachexia），一旦處於這種情形，病患的死亡率便會大大提升，所以要對抗癌症，適當而充足的營養補給絕對是關鍵，國外研究證明，有添加營養的肺癌患者，可延長壽命。因為它能夠有效的提升你對治療的耐受力，支持你完成每個治療過程。

71 為什麼癌症患者容易營養不良？

癌症患者營養不良的原因，可能來自於心理和生理兩大因素。

在心理方面，許多患者還是免除不了癌症等於絕症的觀念，因此終日生活在死亡的陰影下，而承受著巨大的壓力，導致整個人都失去了元氣，不只沒有力氣去注意營養，更沒有心情享受到嘴邊的美食，讓身體逐漸消瘦。甚至有研究指出，百分之七十五的癌症患者在確定診斷後，還沒正式開始治療，就已經因為心理壓力而處於營養不良的情況了。

在生理方面，癌症本身就會引起身體的許多代謝狀態改變，使得營養需求變得不同。一般人處於飢餓狀態，身體會快速調整，而使基礎代謝率下降，如此可以降低熱量的消耗，不過癌症病患卻沒有這樣的機制，在飢餓狀態下，基礎代謝率和熱量的消耗仍然維持較高的狀態，主要是因為腫瘤細胞生長需要熱量，不過也有例外的狀況。

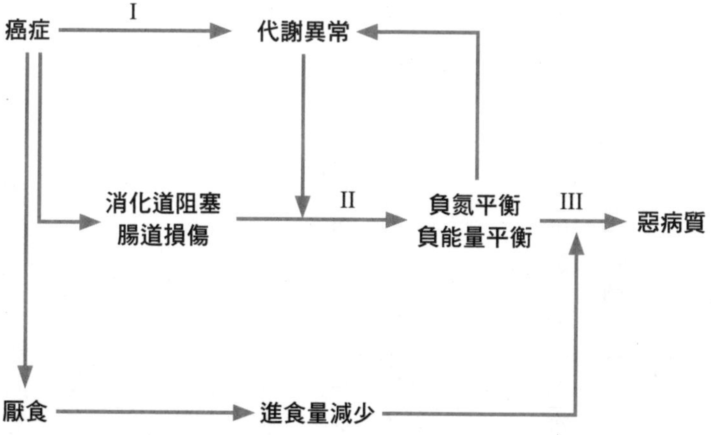

△惡病質形成的三個階段

另一方面，許多癌症的治療都會引起胃腸方面的問題，如化學治療和放射線治療所帶來的噁心、嘔吐、口乾、腹脹、口腔潰瘍等，都會使患者的食慾銳減，甚至看到食物就如臨大敵。

72 為什麼癌症會導致患者快速消瘦？

細胞生長需要養分，當然癌細胞也不例外，且因為癌細胞生長迅速，它更會導致組織的消耗，而讓身體出現因肌肉組織被大量分解的「難以恢復」的消瘦，使得病患肌肉強度下降，甚至直接面臨死亡的威脅。

腫瘤本身讓身體迅速變瘦的原因大致包括：

1. 腫瘤細胞釋放「脂肪游離因子」和「蛋白質分解因子」來奪取身體的養分：

顧名思義，這兩種物質會分解體內的脂肪和蛋白質，造成肌肉的耗損，同時會使新陳代謝率上升，而讓肌肉無力、萎縮。

2.癌細胞會促使 Cytokines 產生：Cytokines 有人翻譯為細胞激素，它是一種會引發身體炎症反應的物質，細胞激素會造成荷爾蒙改變、血糖代謝失常、食慾降低，最終造成身體營養的全面性錯亂，而讓身體迅速消瘦。

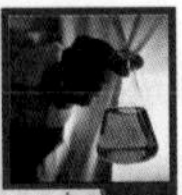

癌症小常識

＊癌症惡病質一種進行的非自主性體重減輕的症候群。臨床表現包括：宿主組織耗損、厭食、骨骼肌肉萎縮、無力（anergy）、疲勞、貧血和低蛋白血症。癌症惡病質症候群（cancer cachexia syndrome，CCS）的發生率，在癌症病人約有百分之五十，其病理涉及生理和代謝的錯亂，造成威脅生命的營養不良。體重減輕對於癌症病人具有預後指標上的意義。對於任何型態的癌症，在治療前體重減輕者的活存率較短。而且 CCS 是造成癌症病人苦痛症狀的一個不確定病因。即早發現與預防 CCS 的惡化，可能是預防其惡化進展的最佳時機。

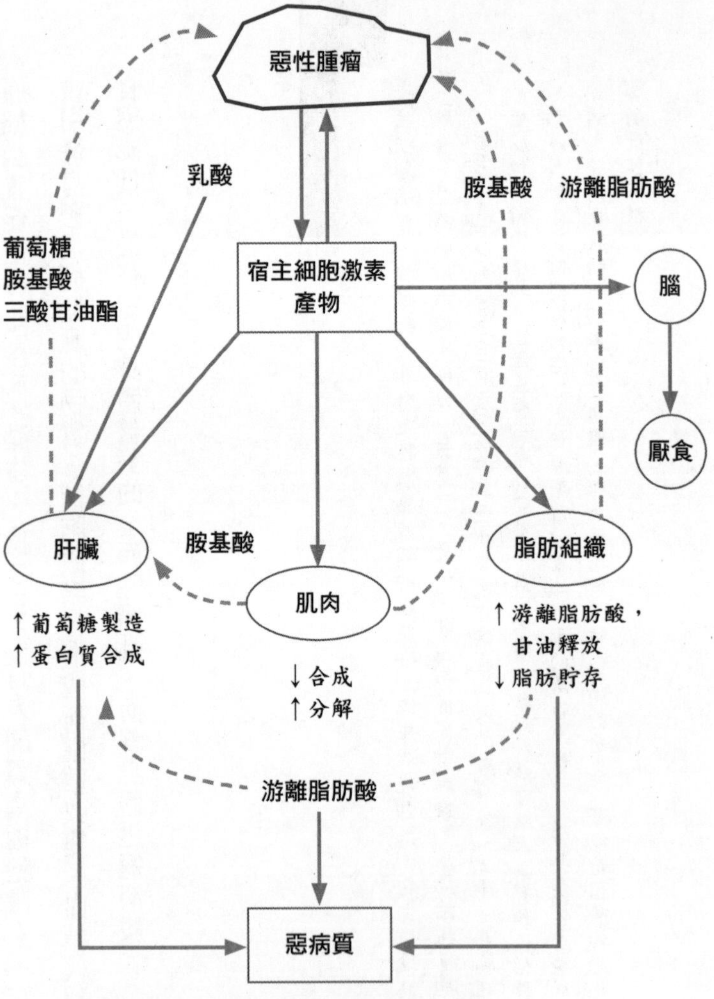

△癌症導致的營養損傷及癌症惡病質

73 癌症患者該如何做才能夠多吃一些食物？

以下幾點可以促進癌症患者食慾：

1. 把吃當作是治療的一部分。要記住沒有好的營養，就等於沒有達到完美的療程，所以雖然有時候因為治療的副作用，讓吃變得不再是享受，也要勉強自己盡量做到正常飲食。
2. 在有食慾的時候盡量多吃些，若真的沒有食慾，也不能完全不吃，可以試著做一個進食時間表，逼自己最少要做到按表操課才行。
3. 不要一邊吃飯一邊喝湯，否則會讓湯湯水水占據你大部分的腸胃，使得真正有營養的食物反而吃不下。
4. 有時在治療過程中喜好的食物會有一些改變，可以依據自己的口味做一些小點心隨時補充，但盡量避免製作一些過程會發出刺激氣味的食物，否則常會讓患者不適而造成反效果。

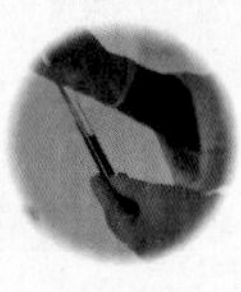

5. 在有限的食量中盡量選擇營養單位高的食物，如以牛奶來代替紅茶。
6. 諮詢醫師及營養師，使用衛生署核准的營養品。

74 要怎麼知道自己的營養攝取是否足夠？

要監測自己的營養狀況，最簡單的方法就是量體重。癌症患者應該在家裡放一個體重計，每天按時做測量，並將體重與生病前做比較，如有減少就要提高警覺，因為根據研究，只要體重下降百分之五，就足以影響治療效果。

此外，市面上有許多介紹食品營養相關的書，癌症患者也可從中獲得監測自己的營養素是否足夠的方法，而分析出體重波動的原因是源自於何種營養素的減少，因此較量體重更為精確。除了書之外，也可請教營養師，或索取醫院營養室的衛教單張。

當然還有更精準的方法，那就是直接從血液中檢驗各種生化數值，如血清白蛋白、前白蛋白、淋巴球總數等，不過由於此方法較為複雜，且需要專業人員執行，所以一般還是建議患者從前兩樣來著手效用較大。

癌症小常識

＊味覺異常：癌症病人常因味覺改變，因而造成食慾不佳，主要是因為病患對於甜、酸、鹹及苦四種味道的靈敏度異常，尤其是苦味的閾值降低，因此很容易感覺食物帶有苦味，而癌細胞在厭氧代謝時所產生的大量乳酸，也容易讓病人產生噁心、嘔吐，因而更加重影響病患的食物攝取量。

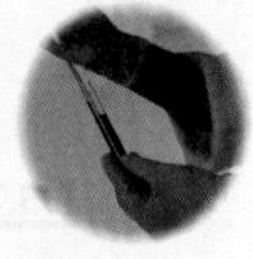

75 癌症患者需要多補充蛋白質嗎？

癌症患者需要注意蛋白質的攝取量，這是為了保護我們的肌肉組織有充足的養分。一旦罹患癌症，癌細胞便會使身體的蛋白質恆定機制出現混亂，造成消耗過快、產速過慢的情況，持續一段時間後，身體會自動嘗試調整，但這個調整方式是分解肌肉蛋白，如此挖東牆補西牆，身體當然無法承受；另一方面，蛋白質不足還會導致身體因為某些機轉而出現血糖代謝異常，使蛋白質的代謝更不正常，而陷入恐怖的惡性循環。

在癌細胞的威脅下，我們一定要攝取足夠與之抗衡的蛋白質，蛋白質的來源有植物性和動物性兩種，植物性最主要的代表為豆類，而動物性則包括了奶、蛋、魚肉等，可交互搭配食用，此外癌症患者還可以諮詢營養師，選擇專用的高單位蛋白補充品。

76 癌症患者攝取胺基酸是否可以提升術後的免疫力？

癌症患者手術後，免疫力不佳時很容易造成感染，所以要善用胺基酸補充劑來提高免疫力，尤其是精胺酸是癌症病患的關鍵胺基酸，因為一般癌症病患會缺乏此類胺基酸，必須特別補充才能達到需求量。

醫學研究顯示，精胺酸可以增加自然殺手細胞與淋巴球的活性，因此能促進病

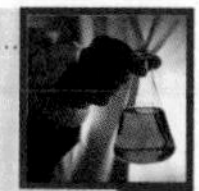

癌症小常識

＊癌症病人的醣代謝主要有兩種異常，一是整個葡萄糖的轉換率（turnover）增加（即糖質新生作用增加），一是組織對葡萄糖的清除不良（即胰島素阻抗性或葡萄糖耐性不良，insulin resistannce or glucose intolerance）。許多研究都發現，多種癌症各有異常的醣代謝現象。

患的免疫力、增強病患的抵抗力並降低術後感染率。由於癌症病患屬於負氮平衡，而補充精胺酸還可促進正氮平衡，精胺酸可以增強人體對抗細菌、病毒及腫瘤之免疫力，促進生長激素之分泌，促使傷口癒合及肝細胞再生。

77 癌症患者是否需要特別補充哪些營養素？

一 必需胺基酸

胺基酸是人體架構非常重要的物質，對於頭髮、皮膚、器官的建造和修補都扮演關鍵性的角色，尤其當癌症患者接受化療或放療時，組織細胞受損，更需要補充胺基酸。對於隨便解決早餐的現代人來說，勢必一大早就缺乏胺基酸，而必需胺基酸必須從食物中攝取，無法由身體自行合成，因此一大早就應攝取足夠的必需胺基酸，才能滿足身體各部位的基本需求。

二 有益菌

由於癌症患者無法進食多元化的食物，因此腸道的有益菌逐漸減少，進而產生脹氣、便秘、腹瀉等不適症狀，長久下來還會使免疫力下降，使體力恢復減緩。由於有益菌無法在腸道常駐，所以要隨時補充，才能讓有益菌充分發揮「腸道清道夫」的功能。

三 酵素

人體本身有許多酵素，扮演排毒解毒的功能，尤其罹患癌症期間，器官功能無法正常運作，更須增加酵素。目前蔬果栽種多數會使用化學肥料及噴灑農藥，因而會殺死土壤中的微生物，相對使植物中的天然酵素減少，所以有機栽培的蔬果所含的酵素相對就會較多。

四 高纖維

癌症患者不太能吃一般高纖的蔬菜，因此在纖維攝取上一定不足，而隨時可做搭配的水溶性纖維，可添加在飲料或主食中，藉此補充缺乏的纖維，既方便又有效率。

五 維生素

許多維生素當作一種輔酶，如果缺乏，酵素就無法活化，尤其維生素Ｂ群與熱量代謝有關。當癌症患者在攝取高熱量時，就會需要更多維生素。維生素種類相當多，而且多數容易流失，因而必須充分攝取各種生鮮食物，才能廣泛得到身體必需的維生素，通常癌症病患須補充維生素補充劑。

六 礦物質

缺乏礦物質，直接明顯的症狀可能是骨質疏鬆、貧血、高血壓，而間接所產生的問題，可能是頭痛、失眠、疲倦、嗜睡等症狀。由於現在許多家庭飲用逆滲透水，因而無法攝取到原本水中含有的礦物質，所以必須額外從食物或補充品來攝取更多的礦物質，以免造成礦物質缺乏症。

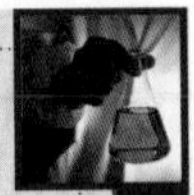

癌症小常識

＊必需胺基酸：胺基酸是蛋白質分解後的最小產物，也是人體所能吸收的形式。人體中的蛋白質由二十二種胺基酸所組成，而胺基酸又可分為必需胺基酸和非必需胺基酸。必需胺基酸是指體內不能自行合成的胺基酸，共有八種，而非必需胺基酸則可由特定的必需胺基酸來合成。

◆如何吃抗癌食物才能跟癌症說Bye Bye

78 每天吃五份蔬果可以降低癌症發生率？

美國自一九九一年開始推動「天天五蔬果」飲食防癌運動後，效果非常顯著。五年後，美國癌症發生率以每年百分之零點七速率下降，死亡率也以百分之零點五速率逐年下降。美國疾病管制局更提出，每天攝取五份新鮮的蔬菜水果只能維持基本的健康，想要積極的防癌，應該攝取七至九份蔬菜水果。

一九九二年，美國柏克萊大學分析從一九八〇年以後發表的兩百篇相關研究發現，攝取大量新鮮蔬菜水果，可以降低肝癌、結腸癌、胰臟癌、胃癌、膀胱癌、子宮頸癌、卵巢癌和子宮內膜癌的風險，而大量食用蔬果者罹患癌症的機率，是不常食用蔬果者的百分之五十，更證明了蔬果抗癌的實際功效。

Q79 生食比熟食較容易保留抗癌成分嗎？

蔬菜中許多維生素的確很容易因為加熱而受到破壞，使得這些維生素無法有效被人體吸收，因此生菜沙拉就是比較好的選擇，不過有些營養素則需要透過烹調，才能被人體吸收，例如某些脂溶性的營養素。

胡蘿蔔素透過加熱後，它的型態會改變，反而更容易被吸收，而番茄的茄紅素因為在皮裡較多，所以可以透過切割和加熱，使茄紅素更容易釋放出來，而烹調中的油，更容易讓脂溶性的茄紅素被人體吸收，所以生食未必比熟食更容易保留抗癌成分，主要還是依營養素的特性來做適當的選擇，因此不論是生的或煮熟的蔬菜都要吃，如此才能面面俱到。

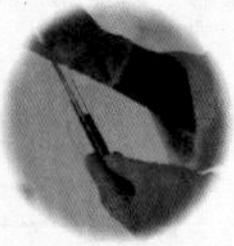

80 多吃十字花科蔬菜為何可以預防癌症？

十字花科蔬菜含有抗癌物質——硫代配醣體，硫代配醣體被水解後會產生一些代謝物，這些代謝物可以活化肝臟的解毒酵素，有效對抗癌症。肝臟解毒酵素可分為兩大類，第一階段的酵素主要作用是使致癌物變得較具水溶性；第二階段的酵素則使第一階段的產物變得更具極性，然後更容易排出體外。

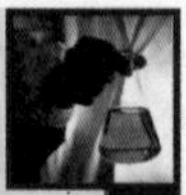

癌症小常識

*「蔬果五七九，健康人人有」運動：台灣癌症基金會在推動「天天五蔬果」運動滿五週年後，進而推動新的健康飲食改造運動——「蔬果五七九，健康人人有」，亦即兒童每天應攝取五份新鮮蔬菜水果，其中應有三份蔬菜、二份水果；少女及成年女性，每天應攝食七份蔬菜水果，其中應有四份蔬菜、三份水果；而青少年及所有成年男性，則應每天攝食九份蔬菜水果，其中應包含五份蔬菜、四份水果。

十字花科蔬菜即含有許多可以活化第二階段酵素的成分，具有增強肝臟解毒酵素的能力，不過醫學研究也證實，如果能同時攝取多種蔬菜，比單獨吃一種更可以提高肝臟解毒酵素的能力，所以攝取多種蔬菜，才是有效抗癌之道。食用十字花科蔬菜最好能生吃或稍微川燙，因為加熱過久可能破壞十字花科蔬菜中的抗癌成分。

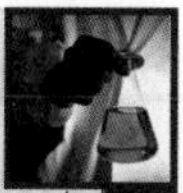

癌症小常識

＊十字花科蔬菜：十字花科蔬菜的花大都呈十字對稱，所以稱之十字花科。此科植物全世界共有三百多屬，二千五百種以上，世界各地皆有，但以溫帶地區較多，台灣約有十幾種，包括青花菜、花椰菜、芽橄欖、高麗菜、青江菜、芥菜、白蘿蔔、芥藍菜、小白菜等。

81 葡萄如何吃才可以預防癌症？

葡萄雖然含有許多營養素，但是近來廣受矚目的，卻是葡萄的皮中所含的有益成分。葡萄皮中的逆轉醇（resveratrol），被醫學研究證實可促使癌細胞凋亡，因此吃葡萄時，若能一起吃下葡萄皮，多少有預防癌症的效果，因此「吃葡萄不吐葡萄皮」，不只是一句繞口令，還是一句相當有用的保健資訊。

除了葡萄皮外。葡萄子的「前花青素」（OPC）是一種強的抗氧化物質，能夠掃除體內的自由基，也有預防癌症的功效，只可惜葡萄子並不適合直接吃下，因此必須提煉出來，當作補充劑來使用。

82 要吃多少番茄才可以預防癌症？

番茄中的茄紅素預防癌症的相關研究逐漸被證實，根據美國哈佛醫學院彙整過去番茄的相關研究報告顯示，在七十二篇論文中有五十七篇顯示，番茄和茄紅素能減少攝護腺癌、乳癌、腸胃道癌等多種癌症罹患率。

濃縮的番茄產品，如番茄汁、番茄醬、義大利麵醬等效果，比起新鮮的番茄好上三至五倍，因此不一定要吃新鮮的番茄才會對健康有幫助。不過到底要吃多少茄紅素，才能有效抗癌？研究指出，每日喝下相當於含有三十毫克茄紅素的番茄濃湯

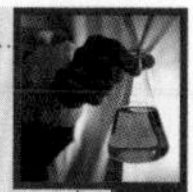

癌症小常識

＊前花青素（OPC）：前花青素的英文全名為Oligomeric Proanthocyanidins，簡稱OPC，有些中文譯名為原花青素。OPC是一種植物化學物質，被歸類為植物中的多酚類，具有很高的抗氧化活性，其抗氧化能力是同劑量維生素C的二十倍，維生素E的五十倍。

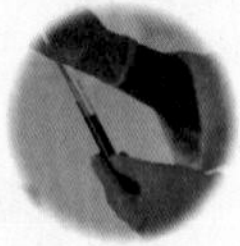

或膠囊，就能預防或可能抑制攝護腺癌腫瘤的產生，因此一般建議每日若能攝取到三十毫克的茄紅素，就有預防保健的效果。平均一顆大紅番茄所含的茄紅素約七至八毫克，所以一天大約吃四到五顆的紅番茄就已足夠，但若改喝一般的番茄汁，只要三百至五百毫升即可達到建議量。

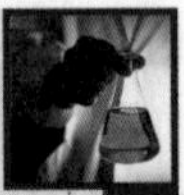

癌症小常識

＊茄紅素：茄紅素是類胡蘿蔔素的家族成員，番茄、西瓜及紅葡萄柚呈紅色，即是茄紅素的關係。茄紅素不僅僅是色素而已，它還是很強的抗氧化物，不僅可以保護植物不受陽光、空氣污染的傷害，在人體內也可以協助掃除有害的自由基，而有效預防癌症的產生。

83 茶要如何喝才可以預防癌症？

日本人愛喝綠茶，歐美人愛喝紅茶，台灣則多數傾向喝烏龍茶，而這些茶都有預防癌症的功效，不過某些用許多香料及藥草混合而成的茶則沒有抗癌的功效。中國、日本及美國的動物實驗研究報告，都證實了茶的抗癌功效。一般人喝的綠茶在動物實驗中發現，可以抑制百分之八十七的皮膚癌，百分之五十八的胃癌，及百分之五十六的肺癌。

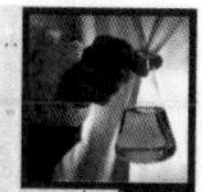

癌症小常識

＊綠茶素：綠茶素屬於多酚類的一種，所以又稱為茶多酚，其家族成員包括GC、EGC、EC、EGCG、ECG等種類，其抗氧能力比維生素C、維生素E都要強。雖然紅茶和綠茶皆有茶多酚，不過紅茶經過發酵，會讓綠茶素含量降低。

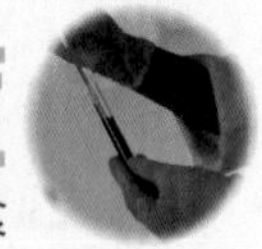

由於綠茶不像紅茶和烏龍茶經過發酵，因此綠茶素在綠茶裡的含量最多，烏龍茶裡的含量只有綠茶的百分之四十；而紅茶裡的含量只有綠茶的百分之十，也正因為如此，綠茶喝起來較為苦澀。綠茶原本比紅茶、烏龍茶接受度較差，不過日本人愛喝綠茶，加上綠茶對人體的抗癌功效顯著，因此全世界掀起一陣綠茶風。根據推估，如果想要透過喝綠茶來達到保健功效，每日大約要喝三百西西；如要抗癌，則要喝到一千西西。

84 多吃大豆（黃豆）為何可以預防癌症？

日本癌症罹患率較低已是舉世皆知，尤其是乳癌、攝護腺癌都要比西方人來得低。許多大型研究發現，日本人罹患乳癌、大腸癌、攝護腺癌的機率是西方人的百分之二十五，而這些研究也都傾向日本人愛吃豆製品所造成的保健效果。

大豆抗癌可以從兩個方面來看，首先利用大豆蛋白取代肉類蛋白，就能減少肉類油脂的攝取，尤其許多與荷爾蒙相關的癌症，都是因為攝取大量油脂所造成，因此日本人攝護腺癌和乳癌都比較低。

另一方面大豆中含有許多抗癌的成分，包括異黃酮、皂素一起發揮多元的抗癌功效。醫學研究顯示，常吃大豆類食物的日本男性，罹患攝護腺癌的機率比西方男人低。

黃豆中的有益成分	抗癌功效及原理
異黃酮	異黃酮會與雌性激素受體結合，而干擾雌性激素與受體結合，能減少乳癌的產生。
蛋白質抑制酵素	大豆的蛋白質抑制酵素能抑制癌症，包括抑制皮膚、胰臟、肺臟、口腔等癌症。
植酸	體內過多的鐵質容易產生自由基，因而傷害DNA而產生癌症，而植酸會與鐵相結合，就會減少自由基的形成，於是發揮抗癌的效果。
植物固醇	植物固醇有預防結腸癌與直腸癌的功效，對於皮膚癌也有不錯的效果。植物固醇與體內膽固醇會產生競爭作用，而降低膽固醇被吸收的機會，使血膽固醇濃度下降，因此有降低血清膽固醇的良好效果。
皂素	皂素能與膽酸結合，形成複合化合物，因而抑制膽酸被人體吸收。皂素是一種抗氧化劑，能夠掃除對人體造成傷害的自由基，因而減少癌症的產生。

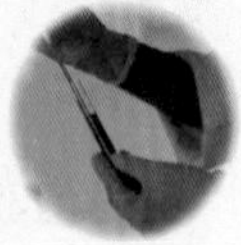

美國半導體英特爾公司前董事長葛洛夫曾罹患攝護腺癌，自行療法則採用綠茶萃取物和黃豆蛋白混合調製的果汁，平日也常吃豆製品。原則上想要利用豆製品來防癌，每天至少要一杯五百西西的豆漿及一塊豆腐，如此才能發揮功效。

85 吃纖維能夠防癌嗎？

纖維素是一種人體無法分解吸收的成分（草食性動物可以），但雖說它無法吸收，我們卻不能因此而小看它，因為它正是幫我們清理腸道的最佳清道夫！

當食物進入人體後，便會一路經歷各式各樣精密的消化與吸收，直到殘渣進入大腸然後排出體外，而纖維素在過程中，就會與殘渣結合，刺激我們的腸道蠕動，使得糞便的排空速度加快。

糞便的排空速度加快有許多好處，其中最重要的有兩個，第一是可以防止食物殘渣的水分被過度吸收，進而減少便秘的痛苦，降低長期便秘使大腸產生憩室或肛門病變的可能；第二是防止毒素與細菌因為在大腸中停留過久而侵蝕腸道，這對降低大腸癌的發生有著絕對重要的功效，因此食用適量的纖維素，的確可以防癌。

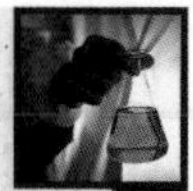

癌症小常識

＊大豆異黃酮：大豆所含的異黃酮其化學結構與雌激素相似，因此稱為植物性雌激素。異黃酮與人類雌激素競爭接受體，因此可以降低體內雌激素，如此就能發揮乳癌、結腸癌、前列腺癌等容易受雌激素刺激誘導癌症的預防效果。另外，異黃酮還有抑制癌症新生血管生成、阻斷氧氣和養分供應腫瘤，誘發癌細胞的凋亡等抗癌功效，對於攝護腺癌、乳癌的預防尤其顯著。

86 如何從飲食中增加燕麥量來預防腸癌？

燕麥特有的水溶性纖維，對於預防大腸癌有不錯的貢獻。膳食纖維包含兩大類：水溶性與非水溶性纖維，水溶性的膳食纖維有半纖維質、果膠、植物膠等，含有此類膳食纖維的食物有蔬菜、水果、全穀類、豆類、蒟蒻等。非水溶性的膳食纖維有纖維質、木質素等，含此類膳食纖維的食物有豆類、蔬菜、水果、根莖類等。

水溶性纖維可以預防便秘，並且與膽酸結合，避免膽酸變成致癌物。纖維也可改變腸道益菌和壞菌的平衡，進而減少大腸及直腸癌發生的機率。另外麥麩中含有抑制癌細胞作用的成分，也有助於癌症的預防，尤其多吃纖維素對女性乳癌的預防也有助益。由於燕麥含有許多水溶性纖維，如果飲食中使用燕麥來取代白米飯，就可以增加纖維的攝取量，或者煮飯時加入燕麥，也可以增加燕麥的攝取量。除了燕麥之外，許多蔬菜、水果及五穀類等高纖食物，也同樣可以發揮此種功效。

87 大蒜要如何吃才能有效預防癌症？

相信大家在吃香腸時都會配上一顆大蒜，不要以為如此的搭配只是大家的飲食習慣而已，這可是有健康概念的組合呢。由於香腸中含有亞硝酸鹽（致癌物），而大蒜可以阻斷亞硝胺的合成，避免胃癌的產生。

大蒜中的硫化物除了可以抑制亞硝胺的形成，還能抑制黃麴毒素等最強的致癌物，因此對預防胃癌、肺癌及肝癌特別有效。在實驗室中所誘發的乳癌、肺癌、皮膚癌、肝癌、食道癌、結腸癌等腫瘤，大蒜都具有相當顯著的抑制作用。

想要利用大蒜來預防癌症，每天至少要吃三瓣，生吃要比熟吃來得好。可先將大蒜壓碎後放十分鐘再食用，蒜素釋放出來量較多，抗癌功效會更顯著。

88 為何要紅薏仁才可以預防癌症？

薏仁有抗癌作用，能抑制癌細胞的增殖和轉移，而所含的單元不飽和脂肪酸相當多，對於降血脂有一定的功效，因此薏仁對於癌症、心血管疾病的預防，皆有一定的貢獻。另外，根據動物的實驗顯示，糙薏仁（俗稱紅薏仁）還可調整免疫功能，有抗過敏的效果。

市面上販售的薏仁，多為大顆粒、顏色較白的薏仁，而不是糙薏仁，由於這些薏仁已除掉麩皮，內含的有效成分就會降低，尤其一些進口的薏仁只有少量是糙薏仁，大部分是白薏仁、珍珠薏仁。每天可以五十至一百公克的薏仁混入三餐中，如此就可以發揮抗癌保健的功效。

89 美國人胃癌降低，柑橘是一大功臣？

柑橘類的水果，包括橘子、葡萄柚、檸檬和萊姆等，這些水果中含有超過五十八種抗癌物質，包括類胡蘿蔔素、類黃酮、萜類、香豆素等。事實上柑橘類皮中含有許多特有的成分，被發現的成分為PMF（polymethoxylated flavones），是一種植物多酚，以皮中含量最多，亦為很好的抗氧化劑，對發炎類疾病、癌症都有積極性的貢獻。

美國人得胃癌的比例急遽下降的原因之一，許多科學家認為就是因為普遍食用柑橘類水果所發揮的效果。根據實驗證實，多種抗癌成分在一起所發揮的效果，要比單一食用某種成分的效果來得好，因此橘子、葡萄柚等水果，如果能一起吃，必能發揮一加一大於二的功效。

90 咖哩中什麼成分可以預防癌症？

薑黃是數千年來在印度醫藥和中藥裡常見的一種藥材，也是常用的辛香料，黃色鮮艷的咖哩色，就是因為薑黃的顏色所致。目前已有上千篇相關研究薑黃的科學論文發表，主要的發現是薑黃的防癌作用，可能是由於薑黃素可以預防細胞發生突變形成癌細胞所致。薑黃具有抗發炎、抗氧化、清除自由基、抗癌、心血管保護等作用，因此許多生化專家希望將薑黃開發為癌症的治療藥物。

薑黃的主要有效成分為薑黃素（Curcumin），有抑制代謝活化作用及促進致癌物質的去毒作用，從許多的動物實驗也可證明，薑黃素可以抑制一些化學致癌物所誘發的細胞癌化，並有抑制腫瘤血管生成、抑制乳癌轉移的作用。另有更令人驚喜的研究發現，薑黃素如果能跟抗癌藥物配合使用，可以增強抗癌的效果。

91 類胡蘿蔔素是否可以扮演抗癌的角色？

類胡蘿蔔素是一種天然色素的總稱，它是由細菌、海藻、真菌、植物所製造，在植物中，有些類胡蘿蔔素能保護植物避免受光的氧化損傷。類胡蘿蔔素被人體攝取後，會儲存於體內，因此體內可以測出各類的類胡蘿蔔素。

類胡蘿蔔素是一個極大的家族，成員在大自然中超過五百種，能在食物中被攝取的大約只有六十種，其中約有五十種類胡蘿蔔素可於體內轉為維生素A，為維生素A前驅物質。多數人胡蘿蔔素攝取的量則少於十四種，目前國人平均攝取量還處於偏低的狀態。

許多類胡蘿蔔素皆有保健的效果，它能降低身體受到自由基的傷害，避免快速老化，且可以預防各種慢性病，甚至還能減少癌症的發生率及延緩擴散的能力。

92 聽說吸菸的人多吃胡蘿蔔素補充劑反而容易得肺癌？

胡蘿蔔素的抗癌研究一直受到重視，因此過去有相當多的研究指出，攝取大量富含胡蘿蔔素的蔬果，可以降低罹患肺癌的風險。近年來的研究指出，使用胡蘿蔔素補充劑，卻發現沒有防癌的作用。根據一份針對兩萬九千名芬蘭吸菸者所做的研究顯示，假如吸菸者吃較多的胡蘿蔔素補充劑，罹患肺癌的機率反而會增加。

胡蘿蔔素為抗氧化劑，因此在阻止過氧化作用，或者中斷脂質過氧化鏈鎖反應，都可以發揮相當好的抗癌效果，因此以上的研究並不是否定β-胡蘿蔔素的抗癌效果，只是如果想用β-胡蘿蔔素補充劑來抗癌，在效果上可能就要再做進一步的證實。

臨床上常常發現許多病患吃過多的胡蘿蔔或芒果，結果造成皮膚變黃的症狀，醫學上稱之為胡蘿蔔素血症（Carotenemia）。此症主要是因為攝取太多的胡蘿蔔素，體內一時無法代謝，於是在手掌、腳掌等處就會變得較黃。由於胡蘿蔔素並無毒性，因此只要停用幾天富含胡蘿蔔素的食物，症狀就會消除。

93 吃維他命可以防癌嗎？

有許多研究都指出，能夠適量的攝取維他命（維生素），對預防癌症有很好的功效，尤其是以下三種維生素的效果更是顯著：

94 食物中的多酚是否抗癌效果不錯？

食物中常見的多酚有茶多酚、紅酒多酚、葡萄子多酚、蔓越莓多酚、橄欖多酚、黑醋栗

維生素種類	能發揮的功能	食物種類
維生素A（亦可由胡蘿蔔素轉化）	維生素A有抗氧化的效果，能夠強化上皮細胞，使得組織表面完整，因此對食道、胃、肺、皮膚等的癌症都有很好的預防功效。	魚肝油、胡蘿蔔、木瓜、蕃薯、菠菜、韭菜等。
維生素E	維生素E是有名的抗氧化物質，能夠保護身體不受自由基的危害，對抗老化還有防治癌症都有效果。	深綠色蔬菜、蛋黃、麥胚芽等。
維生素C	維生素C也是有名的抗氧化物質，此外，維生素C更能阻止硝酸鹽與食物中的胺結合成致癌物，因此對消化道的癌症預防有很大的幫助。	柳丁、檸檬、文旦、菠菜、芥藍菜等。

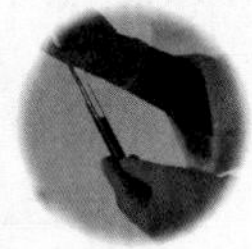

多酚、巧克力多酚、石榴多酚等，因此多酚種類相當繁多，可說是一個擁有眾多成員的大家族。

多酚可以阻斷癌症生長需要的酵素，因而使癌細胞受到抑制。大量的科學實驗也證實，多酚對於正常細胞沒有細胞毒性，且可以成功誘導多種癌細胞進行細胞凋亡，因而有抑制癌細胞的良好功效。

95 吃有機食物就能抗癌？

有機食物是新流行的健康趨勢之一，部分研究指出，有機食物所含的營養素比一般栽種的農作物來得高，因此如果能夠攝取有機食物，就能增加抗癌能力。有機食物是指採用純天然的方式栽培作物或進行養殖，所謂的純天然，包括無污染和無添加兩大類。

1. **無污染**：環境的污染也是致癌的重要原因之一，因為當環境被污染時，有毒的致癌物質便會經由空氣、水或土壤進入農作物，這些農作物進入人體後，對健康當然是有害無益，多年前轟動一時的鎘米跟戴奧辛鴨蛋都是這類的案例，應該多加防範。
2. **無添加**：如同我們前面所說，現在人類栽培養殖的動植物中，常會羼有大量的藥劑，這些藥劑進入人體後就會產生大大小小的傷害，因此有機指的就是完全不使用這些添加物，還給食物天然的樣貌。

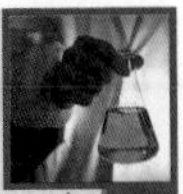

癌症小常識

＊多酚：多酚是一種植物中的化學物質，與部分植物的色彩有關。凡是植物中顏色呈現藍色或紫色的蔬果，大部分都含有這類的成分，一般水果中以葡萄、黑醋栗、草莓、蘋果、櫻桃、蔓越莓等含量較多（詳細內容，請參閱《多酚年代》一書）。

現在市面上已經能夠看到不少有機食品的販售店，購買時要仔細評估選擇，來找到真正無污染、無添加的店家，以免上當受騙喔。

96 預防癌症的飲食是否要保持「四低一高」？

目前多數人的飲食都是四高一低，亦即「高糖、高鹽、高熱量、高脂肪、低纖維」，因此癌症罹患率節節升高，想要扭轉此一趨勢，就要採取「低糖、低鹽、低熱量、低脂肪、高纖維」的飲食。

1. **低糖**：飲食中的糖要以多醣為主，尤其是含糖類少的穀類食物，如小米、玉米和其他雜糧，並在飯前吃點水果，吃飯時多吃一些新鮮蔬菜。

2. **低鹽**：即低鹽飲食，每日攝鹽量應少於六克。烹調上應多使用香料，減少鹽和調味料的攝取量。

3. **低熱量**：由於熱量主要來源於我們的主食，因此必須注意限制每日主食的攝入量。

4. **低脂肪**：由於植物脂肪即植物油脂所含主要是不飽和脂肪酸，對血管壁有保護作用，故可不必特別限制植物油脂的攝入。所謂低脂飲食，主要是指限制動物油脂攝入，要避免吃肥肉和動物內臟及高膽固醇的蛋黃、魚子等。

5. **高纖維**：每日攝入三十克植物纖維即有良好的抗癌作用，如果每日能攝入四百至五百克左右的新鮮蔬菜，就可滿足需要。

97 是否可利用市面的保健食品來治療癌症？

科學家對於植物性化合物的研究如火如荼，因為研究已證實部分植物化合物，可以透過抑制癌細胞的訊息傳遞、阻斷癌症血管新生及誘發癌細胞良性分化，以促使癌細胞早日死亡，因此專家普遍還是認為這些植物性化合物，在抗癌的角色上占有一席之地。

保健食品目前從許多植物所萃取的成分，在功效上還是傾向用來預防癌症，某些成分或許用來輔助癌症的治療，但是並不鼓勵用保健食品來取代正統的癌症手術、放射線、化療等，所以當被確定罹患癌症時，應尋求專科醫師做完整的治療，才是正確的方向。

98 是否可利用中藥來治療癌症？

利用中藥來治療癌症，是許多人在尋求正統醫療外常做的選擇，只不過如何搭配西醫的治療，讓中藥達到理想的藥效，是一門很大的學問。中藥對於癌症的治療大概分為兩類：一類是抗腫瘤作用，另一類則是免疫調節作用。

坦白說，中藥抗癌藥物大都屬於「活血化瘀」藥，但是臨床療效通常只有體外動物實驗，尚未有正式的人體實驗，再加上不同癌症類型、嚴重度、體質等因素干擾，因此療效通常有非常大的差異，所以不要對中藥寄以太大的厚望，應盡早接受治療，如此才不會延誤治療時機。

99 生機飲食可以對抗癌症嗎？

近來飲食流行生機風，很多人趨之若鶩，甚而當作抗癌秘方，因此不少癌症病患在得病後，就貿然選擇接受生機飲食來抗癌。不過癌症病患的味覺會改變，尤其苦味會變得敏感，因此生菜的生腥味是否能夠接受，而不吃蛋白質食物，完全以生機飲食為主，容易造成營養不良，甚而讓病情惡化。

另一方面，生機飲食中所使用的有機蔬菜，是否真的有機，品質管控是否一致，也須特別注意，而生機強調的生食，如果所使用的蔬果不是真的有機，農藥殘留是否能夠清洗完全，也是值得關注的問題。

癌患在抗癌過程中更須重視營養支持，若發現體重下降超過百分之五，就表示要進行營養補充治療，更不適用生機飲食。化療期間及之後一週內，也不宜吃高纖的生機飲食，以免傷害腸道，而肝硬化、腹水患者，也不宜多喝精力湯，以免腹水更嚴重。原則上，生機飲食比較適合防癌飲食，並不適合當作治療癌症的飲食方式，否則使用不當，很容易影響病情。

100 斷食療法可以餓死癌細胞？

很多人認為罹患癌症，如果吃太多營養物質，會使癌細胞快速成長，因此採用斷食療法，可以將癌細胞餓死。但是斷食療法，癌細胞或許被您餓死了，但病患也餓得沒有體力了，使得身體更為虛弱，而無法撐下去。

根據動物實驗發現，餵食蛋白質的老鼠，腫瘤也會跟著長大，但是人體與動物有很大的差異，貿然使用斷食療法，反而適得其反，因為斷食會造成脂肪代謝異常，因而形成酮體，如此會造成酮酸血症，而急速減少體重，一旦達到標準體重的百分之五十以下，則可能造成死亡，所以不要以為斷食療法是癌病的救星。事實上目前醫學上無法證實，罹患癌症可以透過什麼飲食方式，來殺死癌細胞，反而透過手術、化療、放療等傳統的方式，倒是讓很多癌症病患完全康復。

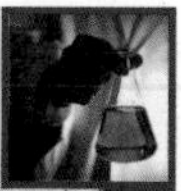

癌症小常識

* 生機飲食：生機飲食是指利用新鮮、沒有加工、加熱、沒有污染的食物，強調回歸自然、攝食天然植物的養生法。部分生機飲食者完全不吃動物性蛋白及加工食物，以吃生菜、五穀糙米飯、全麥製品、小麥草汁、精力湯等為主。

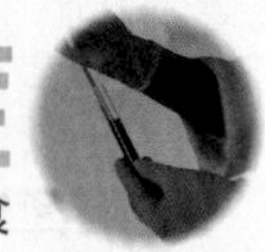

101 芳香療法對癌症患者有幫助？

由於癌症末期病患甚為痛苦，所以現代醫學開始強調緩和醫療，也就是考量患者個別情況，給予較佳生活品質。近來風行的芳香療法，則開始用於癌末病人，主要是因為，香味可以幫助病人心情放鬆，尤其經過化療的患者，在味覺、嗅覺上會有大幅度的改變，此時借助精油，可以讓癌症病人心情愉悅，疼痛感相對下降。

芳香療法是運用芳香植物蒸餾萃取出的精油，以獲得身、心、靈之整合性療效，在輔助療法常被護理人員使用。芳香療法可透過吸入、沐浴、按摩等方式來使用，以改善焦慮、疼痛、疲倦、食慾不振等情形，例如噁心與嘔吐患者可使用薑、肉桂、胡椒、薄荷來緩解，病人對止吐藥、止痛劑需求量會較低。

原則上患者在病房或家中，可以適量選擇芳香療法，不過精油直接接觸皮膚，可能造成皮膚過敏，所以須有專業人士的操作，而使用精油泡澡、按摩，也必須注意傷口是否感染等問題。

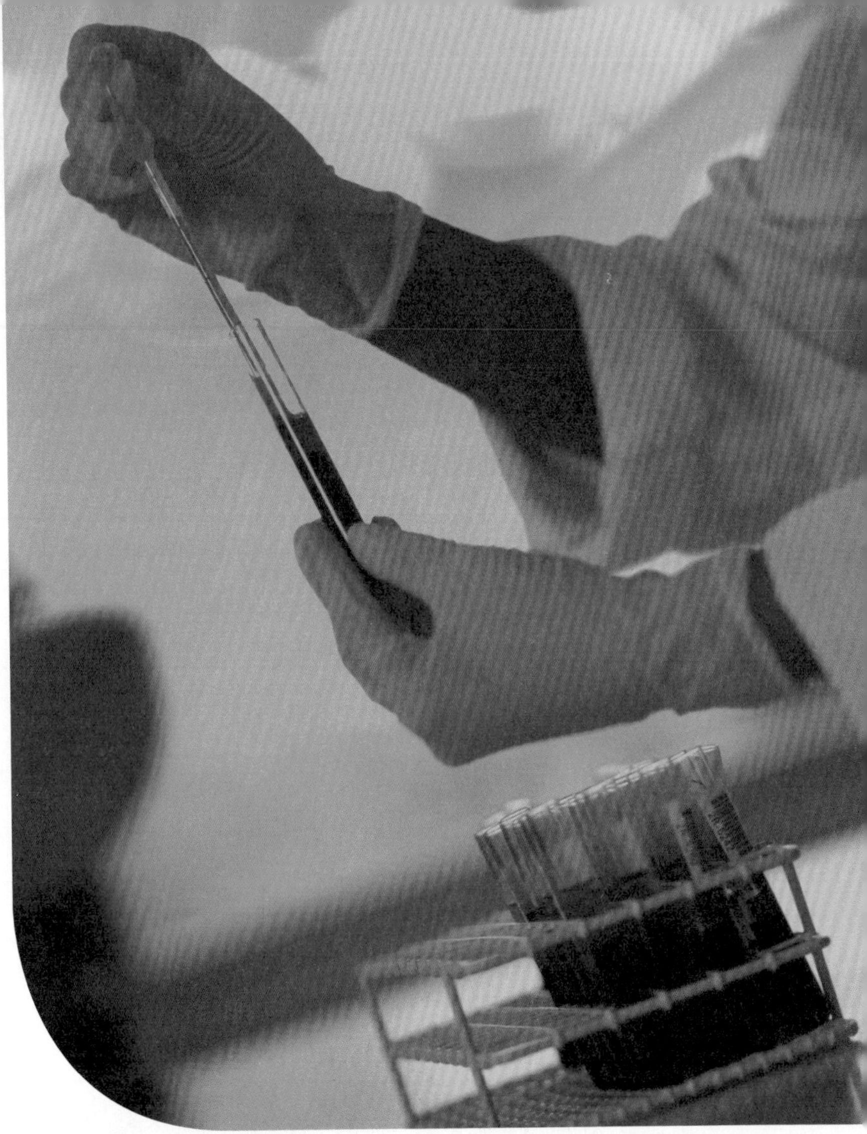

附 錄

APPENDIX

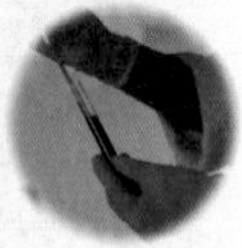

一 最新收錄二十種「抗癌食物」

主食類	薏仁、蕃薯、燕麥
魚肉蛋類	深海魚肉
豆類	傳統豆腐、豆漿
蔬菜類	番茄、青花菜、菠菜、洋蔥、大蒜
菇類	香菇、黑木耳、白木耳
水果類	柑橘、葡萄、奇異果、蘋果
飲料	綠茶
油脂	橄欖油

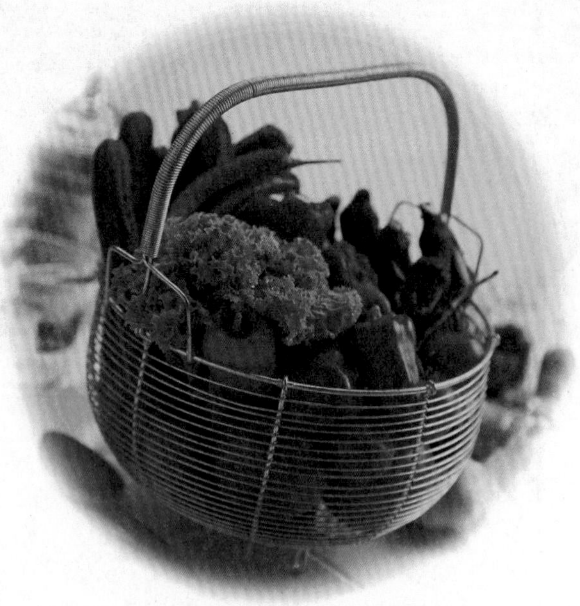

二 特別精選二十種「防癌營養素」

	防癌營養素	來源
1	胡蘿蔔素	胡蘿蔔、菠菜、芒果
2	多酚	蘋果、藍莓、綠茶
3	茄紅素	番茄、西瓜、紅心芭樂
4	前花青素	葡萄子、蔓越莓
5	白藜蘆醇	葡萄皮、紅酒
6	芹菜素	芹菜
7	吲哚類	青花菜、高麗菜
8	有機硫類	大蒜、洋蔥
9	異黃酮	黃豆、豆漿
10	檸檬黃素	柑橘、柳丁、檸檬
11	楊梅素	莓類、葡萄、菠菜、小白菜
12	槲皮素	蘋果、櫻桃、洋蔥
13	鞣花酸	蔓越莓、草莓、覆盆子
14	纖維素	蘋果、全穀
15	多醣體	靈芝、香菇
16	麩胱甘肽	蘆筍、酪梨、花椰菜
17	硒	全穀類
18	葉酸	菠菜、蘆筍
19	維生素C	綠色葉菜類、奇異果
20	維生素E	植物油、堅果

癌症的預防與健康管理 / 醫學菁英社著 .
-- 一版 .-- 新北市 : 優品文化，2021.02 ;
216 面 ; 15x21 公分（Health ; 02）
ISBN 978-986-99637-9-4（平裝）
1. 癌症 2. 預防醫學
417.8　　110000891

Health 02

癌症的預防與健康管理

編著　醫學菁英社
總編輯　薛永年
美術總監　馬慧琪
文字編輯　董書宜
美術編輯　黃頌哲
封面插畫　王甜芳

出版者　優品文化事業有限公司
地址　新北市新莊區化成路 293 巷 32 號
電話　(02) 8521-2523
傳真　(02) 8521-6206
信箱　8521service@gmail.com
（如有任何疑問請聯絡此信箱洽詢）

印刷　鴻嘉彩藝印刷股份有限公司

業務副總　林啟瑞 0988-558-575

總經銷　大和書報圖書股份有限公司
地址　新北市新莊區五工五路 2 號
電話　(02) 8990-2588
傳真　(02) 2299-7900

出版日期　2021 年 2 月
版次　一版一刷
定價　250 元

上優好書網　FB 粉絲專頁

Printed in Taiwan